医療安全モニタリングの新しい視覚化アプローチ

医療安全ピラミッドモデル・理論によるグラフ分析

［編著者］関田 康慶

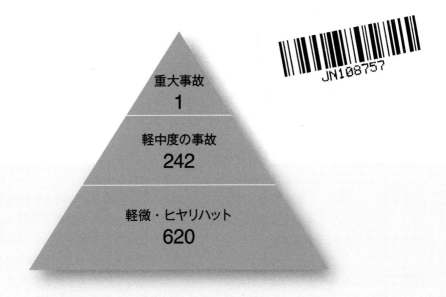

重大事故
1

軽中度の事故
242

軽微・ヒヤリハット
620

JN108757

A NEW VISUALIZATION
APPROACH TO MEDICAL SAFETY
MONITORING

MC メディカ出版

序
「医療安全モニタリングの新しい視覚化アプローチ」

　病院にとって、医療を適切な水準で提供することは社会的責務ですが、現実にはインシデントやアクシデントが多数発生しています。医療安全は、これらの発生を予防し、発見する方法や対策の体系であり、多くの分析方法がありますが、医療安全をモニタリングする視点からのアプローチや方法が十分整備されていませんでした。患者の疾患・病態・病状モニタリングには目覚ましい技術進歩やシステム化が進んでいますが、病院の医療安全モニタリングは未だ発展途上の状態ともいえるでしょう。本書では新しい医療安全モニタリング方法を解説しています。

　病院の現状を見ると、医療安全管理部門は少ない人数で病院全体の医療安全管理業務に対応しています。私ども研究グループによる急性期病院対象の調査によれば、インシデント・アクシデントの分析や委員会・研修用の資料作りなどで多くの時間を使っており、院内ラウンドやアクシデント再発予防等に対応する時間が少ない実態があります。医療安全モニタリング体制に余力がないことを反映しており、医療安全モニタリングを効率的、かつ詳細に行える方法が期待されています。

　医療安全モニタリングを継続的に負担少なく実行するには、医療安全の情報を多く含み、医療安全関係者や病院職員の労力負担が少ない定量的変量のモニタリング指標の活用が望まれます。インシデント・アクシデントレベル別件数は、病院全体の医療安全状態把握が可能であり、病棟、インシデント・アクシデントの種類やそれらの組み合わせなどの詳細な医療安全状態把握も可能です。私ども研究グループの実態調査でも多くの病院でインシデント・アクシデント・レベル別件数が用いられています。これらの理由から、インシデント・アクシデント・レベル別件数を医療安全モニタリング指標（医療安全管理水準の指標）として採用しました。ただし同じ発生確率でも、患者数の多寡による件数変動が出るので、患者数で標準化した、標準化インシデント・アクシデント・レベル別件数を用いています。

　インシデント・アクシデント・レベル別件数には報告漏れがあるとの指摘もありますが、本書では報告漏れの発見方法や対応策についても解説しています。そもそも報告漏れは少なくする努力が必要であり、医療安全組織風土の醸成には、まずインシデントレポート提出が求められます。

　本書では、標準化インシデント・アクシデント・レベル別件数を用いて、医療安全ピラミッドモデル・理論を背景に、新しい視点の医療安全分析方法やグラフ分析が行えるモニタリング方法を紹介・解説しています。医療安全ピラミッドモデルは、軽度のインシデント件数よりも、中等度のアクシデント件数が少ない、重度のアクシデント件数は中等度のアクシデント件数よりも少ないことを反映しています。私ども研究グループの病院実態調査では、ほぼインシデント・アクシデント・レベル別件数による医療安全ピラミッドモデルが得られました。医療安全ピラミッドモデルとして、107の急性期病院のデータから、おそらく世界初の医療安全ピラミッドが得られています。本書の表紙にはこのピラミッドモデルが組み込まれています。

　インシデント・アクシデント・レベル別件数から構成される医療安全ピラミッドそのものではモニタリングが難しいので、ピラミッドを累積グラフ、分布関数グラフ、類型化グラフに変換して医療安全状態を視覚的に把握・理解できるようにしました。グラフ分析は、統計

基礎に基づいていますが、誰でも簡単に扱える方法です。ただしグラフの解釈方法等については本書を参考にする必要があります。

　本書の多くの部分は、「文部科学省　科学研究費助成事業　基盤研究（B）「病院の医療安全管理手法の開発と安全管理支援情報システムの開発に関する研究」（研究代表者　関田康慶）」（2011 年～2015 年）の成果に基づいて執筆されています。東日本大震災の影響で、研究遂行に支障が出ましたが、研究チームや多くの病院のご協力を得て、研究期間終了後も分析方法や医療安全管理モニタリング情報システムの検証を行うことができました。

　本書は第 1 章から第 24 章までの構成ですが、パート A（第 1 章～第 3 章：医療安全管理の近年の動向や既存の医療安全分析方法）、パート B（第 4 章～第 6 章：新しい医療安全分析アプローチ、医療安全ピラミッド）、パート C（第 7 章～第 15 章：医療安全グラフ分析）、パート D（第 16 章～第 17 章：医療安全ピラミッドモデルの活用方法）、パート E（第 18 章～第 20 章：医療安全管理情報システム）、パート F（第 21 章～第 22 章：医療安全管理モニタリング情報システム HoSLM（ホスルム）を用いた病院の介入効果事例分析）、パート G（第 23 章～第 24 章：医療安全グラフ分析を用いた応用）で構成されています。また章の間にはコラムが A～E まであり、様々な専門分野の視点から医療現場における医療安全に関する意見が述べられています。

　医療安全モニタリングでは、多くのグラフを用いた分析になるので、医療安全管理モニタリング情報システム HoSLM（ホスルム）を IT 企業の協力を得て開発しました。HoSLM は、グラフ作成、分析の自動所見、介入効果分析等が可能です。他の情報システムと機能が異なるため、すでに導入されている情報システムと連携してモニタリング機能を発揮することも可能です。

　本書の活用方法について、体系的に理解したい場合は章を順に読む方法が適当と思われますが、医療安全モニタリングの実務に早急に活用したい場合は、パート E の第 18～第 20 章を読み、医療安全管理モニタリング情報システム HoSLM（ホスルム）の活用をお勧めします。この情報システムは安価に利用でき、医療安全委員会報告資料や研修用資料を短時間で自動的に準備できるので、業務効率の向上や詳しい分析結果を得ることができます。この情報システムは医療安全ピラミッドモデルやグラフ分析に基づいて設計されているので、本書が直接役立ちます。また関心のあるパートを選んで読む方法もありますが、様々な用語、方法が章順に説明されているので、索引を活用すれば理解しやすくなります。病院職員数名構成の複数グループで本書の理解を深めれば、医療安全組織風土の醸成にも役立つものと期待されます。また大学での講義テキストとして活用することもできます。

　文部科学省科学研究費助成事業とその後の研究では、多くの組織や関係者の皆様に長期間にわたり多くのご支援・ご協力をいただきました。本書の出版に当たり厚く御礼申し上げます。

　本書が多くの皆様にご活用いただけることを願っています。

令和 3 年 6 月

研究グループ代表者　編著者　東北大学名誉教授

前東北福祉大学健康科学部教授・特任教授

関田康慶

序
「医療安全活動の効果を実感できる画期的なツールとして期待」

　わが国で医療安全の取り組みが始まって20年余りが過ぎた。病院には医療安全管理室が設置され、看護師で医療安全管理者を経験することも珍しいことではなくなった。また、全職員参加の医療安全研修やインシデントレポート報告をはじめ、事故予防・防止のためのさまざまな医療安全活動が定着し、安全管理の体制やプロセスは一定の整備ができたといえるだろう。

　この背景には、「失敗から学ぶ」という歴史があった。特に看護師は医療の最終行為者であるため事故の当事者・関係者になることが多く、膨大なインシデントレポートを書いてきた。「なぜ事故が起こったのか」「どうすれば防げるか」を真剣に考え、再発防止に向けては、ハインリッヒの法則を信じて、看護部のみならず、他部門・他職種にもインシデントレポートの提出を求め、レポートの収集に心血を注いできた。インシデントレポートの枚数は事故の多さではなく、医療安全への関心の高さだと誇らしげに言う者もいた。

　たしかにレポート数の多さは安全文化の醸成という意味で1つのバロメータであると思うが、もう一歩中身に踏み込んだ評価ができないかと常々感じていた。ただし、難しい分析や、それに伴う時間やお金をかけない方法で。そんなとき知ったのが、本書で紹介されている医療安全管理モニタリング情報システム「HoSLM（ホスルム）」である。具体的な機能は本書で詳細かつ丁寧に説明されているのでここでは割愛するが、今後の医療安全活動を効率化し、その効果を感じられる画期的なシステムの1つになりうると考えている。

　最大の特徴は医療安全管理をモニタリングできるという点である。失敗から学ぶこともももちろん大事だが、なぜうまくいっているのかを見るという視点。それは近年重視されているSAFETY Ⅱの視点にもつながるものと考える。ひとつひとつの事例を詳細に分析する従来の方法とともに、今、病院全体の変化を時系列で見ていくことや介入の効果を評価する段階ではないだろうか。HoSLMを用いたモニタリングを行い、介入効果を数値で測ることによって、これまで実感することが難しかった医療安全活動、事故防止に向けた様々な取り組みの効果が、医療安全関係者およびすべての職員に目に見えてわかることを期待している。

　令和3年6月

東京医療保健大学副学長

大学院医療保健学研究科長・教授

前日本看護協会会長

坂本すが

執筆者一覧

・**関田康慶**：東北大学名誉教授、前・東北福祉大学健康科学部教授・特任教授
　　医学博士、経済学修士、専門領域：医療安全、医療管理、医療システム評価
　　主担当：全体編集、序文、第4章～第17章、第23章～第24章

・**坂本すが**：東京医療保健大学副学長、大学院医療保健学研究科長・教授、
　　前日本看護協会会長　経済学博士、専門領域：医療安全、看護管理
　　主担当：序文、コラムA

・**北野達也**：星城大学経営学部健康マネジメント系医療マネジメントコース専攻長／
　　星城大学大学院健康支援学研究科、医療安全管理学教授、博士（医療科学）、
　　医療経営・管理学修士、専門領域：医療の質、医療安全、医学教育
　　主担当：第1章～第2章、副担当：第3章～第17章、第23章～第24章

・**柿沼倫弘**：国立保健医療科学院、医療・福祉サービス研究部 主任研究官、博士（経営学）、
　　専門領域：医療管理学
　　主担当：第3章、副担当：第4章～第17章、第23章～第24章

・**藤野利子**：仙台赤十字病院・医療安全推進室・医療安全管理者、看護師長
　　専門領域：医療安全
　　主担当：コラムB、第22章

・**小佐野美智子**：（株）C-plan（シープラン）代表取締役、医療経営コンサルタント、
　　修士（経営学）、専門領域：医療経営、医療接遇、医療安全
　　主担当：コラムC

・**石丸新**：戸田中央総合病院・特任顧問、前副院長、医療の質・安全管理室室長、医学博士、
　　専門領域：心臓血管外科・医療の質・医療安全
　　主担当：コラムD、第21章

・**佐藤美喜子**：アウトカム・マネジメント研究所・主任研究員、システムエンジニア、
　　修士（経済学）、専門領域：医療情報システム設計、医療安全管理モニタリング情報システム
　　HoSLM（ホスルム）開発支援
　　主担当：第18章～第20章、副担当：第21章～第22章

・**鈴木和春**：キーウェアソリューションズ（株）東北支店、支店長・システムエンジニア、
　　専門領域：情報システム開発、医療安全管理モニタリング情報システムHoSLM（ホスルム）
　　開発責任者
　　主担当：コラムE

注）主担当：執筆担当、副担当：内容確認検証担当

目 次

本書の構成

章・コラム詳細

1章 医療安全管理の近年の動向

2章 医療事故調査制度の枠組みと動向

医療安全管理の近年の動向

〈 概要 〉

　第 1 章では、わが国における医療事故防止の行政施策、専従・専任医療安全管理者の配置義務化と診療報酬改定の動向、医療事故防止センター設置、産科医療補償制度及び医療事故調査制度の創設や、わが国における死亡事故事例など医療安全管理の近年の動向について解説します。

KEYWORD

患者誤認事故、医療安全管理者、医療事故防止センター、医療事故情報収集等事業、産科医療補償制度、医療事故調査制度、医療安全対策加算、医療安全対策地域連携加算、医療質・安全管理体制構築、医療事故事例分析

1-1 医療事故防止の行政施策

　わが国における**医療事故防止**の行政施策は、1999 年 1 月 11 日、横浜市立大学医学部附属病院において、肺（右肺嚢胞壁切除縫縮術）の手術患者と、心臓（僧帽弁形成術）の手術患者とを取り違えた手術患者誤認事故を契機として、厚生労働省で医療機関における医療事故防止の機運が高まりました。

　厚生労働省は、1999 年 2 月、厚生科学研究において有識者からなる「**患者誤認事故**予防のための院内管理体制の確立方策に関する検討会」を設置し、類似事故の再発防止のための具体的な方策について検討し、その結果を「患者誤認事故防止方策に関する検討会報告書」にまとめました。

　また、国立大学医学部附属病院長会議常置委員会は、2000 年 5 月、医療事故防止方策の策定に関する作業部会の中間報告として、「医療事故防止のための安全管理体制の確立について」を策定し、各国立大学病院における医療事故防止策をあらゆる角度から徹底的に総点検する行動計画の必要性を提示しました。一方、国立病院・療養所では、2000 年 8 月にリスクマネージメントスタンダードマニュアル作成委員会により「リスクマネージメントマニュアル作成指針」が作成されるに至りました。

　このような経緯の中、厚生労働省は、2001 年 10 月、医療法第 4 条の 2 に基づき、高度医療を提供する特定機能病院から、日常診療の**インシデント**事例を収集・分析等する「**医療安**

全対策ネットワーク整備事業（ヒヤリ・ハット事例収集事業）」開始の措置を講じました。

　さらに、厚生労働省は医療事故の増加を抑制すべく、医療安全対策検討会議を組織し、2002 年 4 月に「**医療安全推進総合対策**（医療事故を未然に防止するために）」を策定するとともに、同年 10 月から「医療安全対策のための医療法施行規則一部改正」を施行し、医療機関に医療事故防止体制の強化を求め、病院と有床診療所に対して、①**安全管理指針**、②事故等の**院内報告制度**、③**安全管理委員会**、④安全管理のための**職員研修**の 4 項目が義務化され、2003 年 4 月には、特定機能病院と臨床研修病院に、①**医療安全管理者**、②**医療安全管理部門**、③**相談窓口**の 3 項目が義務化されました。

　また、2003 年 7 月 30 日からは、薬事法において、医療機関等が医薬品・医療機器に副作用・不具合等の発生を確認した場合、厚生労働大臣に対し、副作用・不具合等を報告することが義務付けられました（医薬発第 0151014 号）。ここで、医療機器の保守点検に関しては、薬事法第 77 条 3 第 3 項で医療機関における医療機器の保守点検の実施を努力規定としていましたが、1996 年 3 月からは「医療法の一部を改正する法律の一部の施行について」（健政発第 263 号）で、医療機器の保守点検が医療機関自らの業務であることを規定しました。

　さらに、同省は、2004 年（平成 16 年）に「医療施設等施設整備事業費補助事業」として医療機器管理室施設整備費補助金事業を開始しました。

　2005 年 6 月には、厚生労働省第 20 回医療安全対策検討会議において、医療安全推進総合対策として「今後の医療安全対策について」を策定し、その重点項目として、医療の質と安全性の向上、医療事故等事例の原因究明・分析に基づく再発防止策の徹底、患者・国民との情報共有と患者・国民の主体的参加の促進が明確にされました。

　そして、2007 年 4 月に改正された医療法第 6 条の 10 関係では、医療機関に対して院内感染、医薬品、医療機器に係る安全確保の義務が通知され、特に、医薬品、医療機器の安全管理に関する体制の確保として「**医薬品安全管理責任者**」、「**医療機器安全管理責任者**」の配置が各病院に義務付けられました。

　「医療法上の医療安全に係る規程（抜粋）」については下記の通りです。

医療法第六条の十

　病院、診療所又は助産所の管理者は、厚生労働省令で定めるところにより、医療の安全を確保するための指針の策定、従業者に対する研修の実施その他の当該病院、診療所又は助産所における医療の安全を確保するための措置を講じなければならない。

医療法施行規則第一条の十一

1. 病院等の管理者は、法第六条の十の規定に基づき、次に掲げる安全管理のための体制を確保しなければならない（ただし、第二号については、病院、患者を入院させるための施設を有する診療所及び入所施設を有する助産所に限る。）。
（1）医療に係る安全管理のための指針を整備すること。
（2）医療に係る安全管理のための委員会を開催すること。
（3）医療に係る安全管理のための職員研修を実施すること。
（4）医療機関内における事故報告等の医療に係る安全の確保を目的とした改善のための

方策を講ずること。

2. 病院等の管理者は、前項各号に掲げる体制の確保に当たっては、次に掲げる措置を講じなければならない。

(1) 院内感染対策のための体制の確保に係る措置として次に掲げるもの（ただし、ロについては、病院、患者を入院させるための施設を有する診療所及び入所施設を有する助産所に限る）。

イ．院内感染対策のための指針の策定。

ロ．院内感染対策のための委員会の開催。

ハ．従業者に対する院内感染対策のための研修の実施。

ニ．当該病院等における感染症の発生状況の報告その他の院内感染対策の推進を目的とした改善のための方策の実施。

(2) 医薬品に係る安全管理のための体制の確保に係る措置として次に掲げるもの。

イ．医薬品の使用に係る安全な管理（以下この条において「安全使用」という。）のための責任者の配置。

ロ．従業者に対する医薬品の安全使用のための研修の実施。

ハ．医薬品の安全使用のための業務に関する手順書の作成及び当該手順書に基づく業務の実施。

ニ．医薬品の安全使用のために必要となる情報の収集その他の医薬品の安全使用を目的とした改善のための方策の実施。

(3) 医療機器に係る安全管理のための体制の確保に係る措置として次に掲げるもの。

イ．医療機器の安全使用のための責任者の配置。

ロ．従業者に対する医療機器の安全使用のための研修の実施。

ハ．医療機器の保守点検に関する計画の策定及び保守点検の適切な実施。

ニ．医療機器の安全使用のために必要となる情報の収集その他の医療機器の安全使用を目的とした改善のための方策の実施。

1-2 専従・専任医療安全管理者の配置義務化と診療報酬改定の動向

今日、良質な医療を提供する体制の確立を図るための医療法等の一部を改正する法律（2006 年法律第 84 号）により全ての医療機関に対し、医療安全体制の確保が義務付けられました。わが国において「医療におけるリスクマネジメント」が導入されたのは、度重なる医療事故についてクローズアップされた 1990 年代です。

本来、**リスクマネジメント**は、単に医療事故、医療訴訟対応に焦点をあてただけの取り組みではなく、患者安全の確保、医療の質の確保、医療をめぐる内外環境の変化への対応、組織の見直し、医療従事者の健康管理、情報漏洩リスク、危機管理、円滑なコミュニケーションなど広範囲にわたります。

2002 年の診療報酬改定においては医療安全対策等の促進のため、医療安全管理体制の整備や褥瘡対策が実施されない場合に、**医療安全管理体制未整備減算**（新設）▲10 点／日、

褥瘡対策未実施減算（新設）▲5点／日入院基本料等から減算する仕組みが導入（2002年10月施行）されました。

　ここでは「**専任リスクマネージャー**」などの配置を義務化しましたが、当初は「リスクマネージメント」と「医療安全」が同義語で扱われていたために、医療事故未然予防、再発防止に特化した業務のみに捉えられていました。

　また、「専任リスクマネージャー」認定研修も、欧米の Medical Risk Manager 研修内容（2〜4年間の研修プログラム）に比べ、わが国は5日間40時間程度の短時間研修であり、実践力が乏しいこと、研修内容に Non-Technical Skills 強化のための実践的な教育が無いなどの問題点がありました。

　2006年の診療報酬改定では、医療安全対策加算50点／日となり、のちに欧米の Risk Manager とは異なる点の指摘のもと、「専任リスクマネージャー」の名称は「**専任医療安全管理者**」へ変更になりました。

　この時点では各医療機関における「専任医療安全管理者」の認識が異なり、専属配置の認識はなく、医療職との兼任者が86%を占めていました[1]。これら医療安全管理者専属・専従配置の解釈の混乱を避けるべく2010年に「**専従医療安全管理者**」、「専任医療安全管理者」へ名称が変更されました。

　さらに2010年の診療報酬改定においては、医療安全対策加算算定条件として専従（入院初日85点）・専任（入院初日35点）の医療安全管理者の配置が義務付けられました。2018年度の診療報酬改定より**医療安全対策加算**（入院初日）1回のみ算定で医療安全対策加算1（入院初日85点）、医療安全対策加算2（入院初日30点）で別に厚生労働大臣が定める組織的な医療安全対策に係る施設基準に適合しているものとして地方厚生局長等に届け出た保険医療機関に入院している患者（入院基本料、但し特別入院基本料等を除く。特定入院料又は短期滞在手術等基本料のうち、医療安全対策加算を算定できるものを現に算定している患者に限る。）について、当該基準に係る区分に従い、入院初日に限りそれぞれ所定点数に加算されました。

（1）医療安全対策加算1の施設基準は、

イ．医療安全対策に係る研修を受けた専従の薬剤師、看護師等が医療安全管理者として配置されていること。

ロ．当該保険医療機関内に医療安全管理部門を設置し、組織的に医療安全対策を実施する体制が整備されていること。

ハ．当該保険医療機関内に患者相談窓口を設置していること。

（2）医療安全対策加算2の施設基準は、

イ．医療安全対策に係る研修を受けた専任の薬剤師、看護師等が医療安全管理者として配置されていること。

（1）のロ及びハの要件を満たしていること。

　また、2018年には**医療安全対策地域連携加算**が新設され、イ．医療安全対策地域連携加算1（入院初日50点）、ロ．医療安全対策地域連携加算2（入院初日20点）で、医療安全対策に関する医療機関間の連携体制につき別に厚生労働大臣が定める施設基準に適合しているものとして地方厚生局長等に届け出た保険医療機関（特定機能病院を除く。）に入院している患者については、当該基準に係る区分に従い、（3）に掲げる点数をそれぞれ

更に所定点数に加算することとなっています。

(3) 医療安全対策地域連携加算1の施設基準は、

イ．医療安全対策加算1に係る施設基準の届出を行っている保険医療機関であること。

ロ．医療安全対策に関する十分な経験を有する専任の医師又は医療安全対策に関する研修を受けた専任の医師が医療安全管理部門に配置されていること。

ハ．医療安全対策加算1を算定する他の保険医療機関及び医療安全対策加算2を算定する保険医療機関との連携により、医療安全対策を実施するための必要な体制が整備されていること。

(4) 医療安全対策地域連携加算2の施設基準は、

イ．医療安全対策加算2に係る施設基準の届出を行っている保険医療機関であること。

ロ．医療安全対策加算1を算定する他の保険医療機関との連携により、医療安全対策を実施するための必要な体制が整備されていること。

となっており、診療報酬点数加算算定等のインセンティヴ（誘因）による医療安全対策が行われてきました。

そのほか、厚生労働省、総務省など医療安全対策のための費用として、医療安全対策に関する行政評価・監視結果報告書（2013年8月）総務省行政評価局の「医療安全に係る事業の実施状況」によると、2002年〜2014年までの補助金交付・委託先である医療事故情報収集・分析・提供事業、産科医療補償制度運営費（公益財団法人日本医療機能評価機構）、診療行為に関連した死亡の調査分析事業（一般社団法人日本医療安全調査機構）、医療安全支援センター総合支援事業（東京大学大学院医学系研究科医療安全管理学講座）等50億円以上投じられ、さらに毎月、前述の医療安全対策加算及び医療安全対策地域連携加算（診療報酬点数）が8,234病院をはじめ、診療所等を含めた総数179,358施設（2021年2月28日現在）に付与されています[2]。

1-3 医療事故防止センター設置、産科医療補償制度及び医療事故調査制度の創設

欧米における患者安全管理センター設置に準じて、わが国で発生している医療事故報告義務化、再発防止を目的に2004年7月1日厚生労働省令改正、財団法人日本医療機能評価機構付設「**医療事故防止センター**」設置、「**産科医療補償制度**」及び「**医療事故調査制度**」が創設されました。

医療事故防止センター設置、産科医療補償制度及び医療事故調査制度創設までの経緯については下記の通りです。

医療事故防止センター設置及び医療事故調査制度創設までの経緯 [2]

1999 年　1 月：横浜市立大学病院事件

　　　　　2 月：都立広尾病院事件―医療事故に関する警察届出が増加する契機となった

2000 年　9 月：特定機能病院、医療関係団体へ大臣からのメッセージ

2001 年　4 月：厚生労働省 医政局 総務課 医療安全推進室設置

　　　　　　　　医療安全対策検討会議を開催

2001 年 10 月：医療安全対策ネットワーク整備事業（ヒヤリ・ハット事例収集等事業）

2002 年 10 月：医療機関における安全管理体制の強化（医療法施行規則改正）

　　　　　　　　病院、有床診療所に対し、医療安全管理体制整備の義務化

2003 年　4 月：医療安全支援センターの設置開始

　　　　　　　　特定機能病院、臨床研修病院に対し、医療安全管理者の配置等を義務化

2004 年　4 月：都立広尾病院事件に関する最高裁判決

　　　　　　　　自己が診療していた患者であっても、異常死であれば医師法 21 条の届出義務を負う（憲法 38 条 1 項「自己負罪拒否特権」）

2004 年　7 月：厚生労働省令改正「医療事故防止センター」設置⇒医療事故報告義務化

　　　　　9 月：日本医学会加盟の主要 19 学会による共同声明

　　　　「診療行為に関連した患者死亡の届出について～中立的専門機関の創設に向けて～」

　　　　　　　　医療事故情報収集等事業の目的及び業務内容

　　　　　　　　医療事故の未然予防、再発防止を目的に、2004 年 10 月 1 日、財団法人日本医療機能評価機構付設「医療事故防止センター」が設置され、現在、公益財団法人日本医療機能評価機構医療事故防止事業部による医療事故情報収集等事業として計 1,107 施設（報告義務対象医療機関 273 施設、参加登録申請医療機関 834 施設：2020.12.31）を対象とし、ヒヤリ・ハット事例収集、医療事故報告収集、再発・類似事例分析等々の結果について、国民、医療機関等に対する情報提供に実施している（図 1-1）。

図 1-1 医療事故情報収集等事業の概要

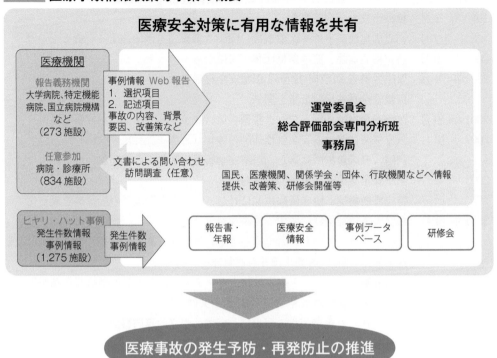

出典：公益財団法人日本医療機能評価機構医療防止事業部医療事故情報収集等事業 HP より著者にて作成

2005 年　9 月：診療行為に関連した死亡の調査分析モデル事業」開始
2006 年　2 月：福島県立大野病院事件
　　　　　　　帝王切開中の出血により妊婦が死亡した事例において産科医が業務上過失
　　　　　　　致死・医師法第 21 条違反容疑で逮捕 ⇒ 起訴後、2008 年無罪判決が確定
2006 年　6 月：第 164 回通常国会にて医療制度改革成立
　　　　　　　第五次医療法公布
　　　　　　　○患者等への医療に関する情報提供の推進
　　　　　　　○医療計画制度の見直し等を通じた医療機能の分化・連携の推進
　　　　　　　○地域や診療科による医師不足問題への対応
　　　　　　　○医療安全の確保
　　　　　　　医療従事者の資質の向上、医療法人制度改革
2007 年　3 月：「医療安全管理者の業務指針および養成のための研修プログラム作成指針」
　　　　　　　公表
2007 年　4 月：厚生労働省「診療行為に関連した死亡に係る死因究明等のあり方に関する
　　　　　　　検討会」の設置
　　　　　　　第五次医療法施行
　　　　　　　○無床診療所および助産所に対し、医療安全管理体制の整備を義務付け
2008 年　6 月：厚生労働省「医療安全調査委員会設置法案（大綱案）」

<u>2009 年　1 月：産科医療補償制度の創設（図 1-2）</u>
　　　　　　　制度の目的
　　　　　　　〇安心して産科医療を受けられる環境整備の一環
　　　　　　　〇分娩により脳性麻痺となった子及びその家族の経済的負担を補償
　　　　　　　〇当該事案の原因分析を行い、将来の同種事故の防止に資する情報を提供
　　　　　　　　➡紛争の防止・早期解決及び産科医療の質の向上を図る。
　　　　　　　補償の仕組み
　　　　　　　〇分娩機関と妊産婦との契約に基づいて、通常の妊娠・分娩にもかかわら
　　　　　　　　ず脳性麻痺となった者に補償金を支払う。
　　　　　　　〇分娩機関は、補償金の支払いによる損害を担保するため、運営組織が契
　　　　　　　　約者となる損害保険に加入する。
2009 年　4 月：医療安全調査委員会設置案（政権交代により延期される。）
2010 年　4 月：一般社団法人医療安全調査機構（死亡事故調査）
2011 年　4 月：規制・制度改革に係る方針（閣議決定）
　　　　　8 月：厚生労働省「医療の質の向上に資する無過失補償制度等のあり方に関する
　　　　　　　　検討会」
2012 年　2 月：厚生労働省「医療事故に係る調査の仕組み等のあり方に関する検討会」全
　　　　　　　　13 回
2013 年　5 月：厚生労働省「医療事故に係る調査の仕組み等のあり方について」公表
　　　　　11 月：厚生労働省「第 35 回社会保障審議会医療部会」開催
2014 年　6 月：医療介護総合確保推進法案 成立⇒第六次医療法改正
　　　　　　　　〇新たな基金の創設と医療・介護の連携強化
　　　　　　　　〇地域における効率的・効果的な医療提供体制の確保
　　　　　　　　〇地域包括ケアシステムの構築と費用負担の公平化
　　　　　　　　〇特定行為に係る看護師の研修制度の新設
　　　　　　　　〇医療事故に係る調査の仕組みを位置づけ
<u>2014 年 10 月：医療事故調査制度創設⇒医療事故の原因究明・再発防止、遺族への説明</u>
　　　　　　　　・・・病院が判断し、届け出⇒医療事故調査・支援センター
<u>2015 年 10 月：「医療事故調査制度」運用開始</u>

図 1-2 **産科医療補償制度の仕組みと補償の機能**

2009 年（平成 21）年 1 月 1 日創設、2022 年（令和 4 年）1 月以降改定

補償対象：「通常の妊娠・分娩」にも拘わらず、「分娩に関連して発症した重度脳性麻痺」になった場合（※先天性要因・新生児期の要因を除く。）

＊産科医療補償制度の申請期限は補償対象の乳・幼児満 1 歳の誕生日から満 5 歳の誕生日まで。

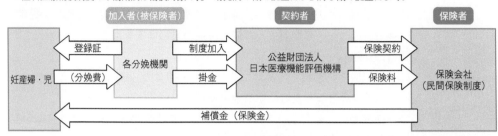

一般審査の基準の改定

1. 改定前（2009 年～ 2014 年に出生）在胎週数 33 週以上かつ出生体重 2,000 g 以上
   ➡2015 年（平成 27 年）改定後（2015 年～ 2021 年までに出生）在胎週数 32 週以上で出生体重 1,400 g 以上、または、在胎週数 28 週以上で所定の低酸素状況の要件を満たしている。
   ➡2022 年（令和 4 年）改定後（2022 年 1 月以降に出生）在胎週数 28 週以上出生体重に関わらず対象となる。
2. 身体障害者手帳 1 級、2 級相当の脳性麻痺（但し、補償対象の認定は、身体障害者手帳の認定基準で認定するものではない。）
3. 先天性や新生児期の要因によらない脳性麻痺（但し、先天性や新生児期の要因がある場合でも、その要因が脳性麻痺の主な原因であることが明らかではないときは、補償対象となる。）

補償金　3,000 万円
一時金 600 万円＋分割金 2,400 万円（20 年間）
保険料（掛金）※在胎週数 28 週以降の分娩に限る。
一分娩当たり 30,000 円（2009 年～ 2014 年迄）➡16,000 円（2015 年 1 月 1 日出生児より）

出典：公益財団法人日本医療機能評価機構産科医療補償制度 HP より著者にて作成

1-4 死亡事故事例

　公益財団法人日本医療機能評価機構医療事故防止事業部の報告によると、この 16 年 3 ヶ月間（2004 年 10 月 1 日～2020 年 12 月 31 日）で 48,184 件（報告義務対象医療機関 273 施設＋参加登録申請医療機関 834 施設：2020 年 12 月 31 日現在、全国病院数 8,236 施設：2021年 1 月 31 日現在：2021 年 3 月 26 日公表）もの**医療事故**が報告されています[3]。

　わが国では、1990 年代医療事故が立て続けに発生しクローズアップされ、医療に対する国民の信頼回復のためにも**医療事故防止対策**が急務となりました。

再発類似事故事例

①血液型不適合輸血事故：

　1990 年 10 月大阪、1993 年 9 月島根、1996 年 3 月兵庫、1997 年 8 月長野、1998 年 2 月京都、2000 年 8 月山梨、2000 年 8 月鹿児島で発生。

②牛乳、経腸栄養剤の静脈内誤投与事故：

　1990 年 3 月北海道、1994 年 10 月和歌山、1996 年 8 月山形、2000 年 8 月埼玉で発生。

③ガーゼなどの体内遺残事故：

　1990 年 10 月大阪、1993 年 5 月鹿児島、1997 年 2 月東京、1997 年 4 月大阪、2000 年 9 月静岡、2000 年 12 月新潟で発生。

④患者取り違え事故：

　1992 年 11 月熊本市民病院において、肺切除予定の患者と肝臓切除予定の患者を取り違え、病変の無い肝臓を切除。1999 年 1 月横浜市立大学医学部附属病院において、肺（右肺嚢胞壁切除縫縮術）の手術患者と、心臓（僧帽弁形成術）の手術患者とを取り違えた手術患者誤認事故。

⑤消毒剤誤注入による死亡事故：

　1993 年 11 月国立奈良病院において、腸洗浄のための浣腸を実施するところ消毒剤を注入直後、激しい下痢、嘔吐⇒急性腎不全となり死亡。

　1999 年 2 月東京都立広尾病院において、ルート・ロックのための抗凝固剤ヘパリン生食を注入するところ、消毒剤を誤注入し急性肺塞栓症で死亡。

近年の事故事例

①点滴チューブの連結管を看護師が誤って外したため血液が逆流し、出血が原因で死亡（北九州市立医療センター）2013 年

②入院患者の頸部にカテーテルを通す際に誤って頸動脈を傷つけ、巨大血腫で呼吸困難で患者が死亡（北里大学病院）2013 年

③腹腔鏡を用いた肝臓の切除手術により死亡（群馬大学医学部附属病院）2014 年

④ICU において、人工呼吸器装着小児患者に禁忌のプロポフォールを大量投与し、心電図異常所見を把握していたにもかかわらず放置し、死亡（東京女子医科大学病院）2014 年

⑤造影剤が原因で、6 歳の女児が急性アレルギー反応のアナフィラキシーショックを起こし、呼吸困難の状態になり死亡（常滑市民病院）2014 年

⑥胃がんと胃潰瘍の男性患者 2 人の病理検査の検体を取り違え、胃潰瘍だった 50 代患者の胃を誤って 2/3 を切除し、胃がんだった 80 代患者をそのまま退院させた。50 代患者は通院治療中、80 代患者はその後救急で入院、転院して治療を受けるが死亡（公立西知多総合病院）2017 年

⑦CT 検査のため、腎臓機能低下入院患者へ炭酸水素ナトリウムを点滴した際、6.7 倍量を誤投与。男性は点滴中や点滴後に、痛みやしびれなどの異常を繰り返し訴えたが、医師や看護師はミスに気づかず。さらに、検査から 3 時間後に男性が心停止した際、蘇生措置をした医師が、血栓溶解剤服用を把握せず、6 日後に出血性ショックによる多臓器不全で死亡（京都大学医学部附属病院）2019 年

　これら以外にも医療事故は多発しており、下記は一般社団法人日本医療安全調査機構の 2019 年年報[4]で報告された医療事故事例です。

①中心静脈穿刺合併症に係る死亡事例：266 例

②急性肺血栓塞栓症に係る死亡事例：330 例

③注射剤によるアナフィラキシーに係る死亡事例：476 例

④気管切開術後早期の気管切開チューブ逸脱・迷入に係る死亡事例：607 例

⑤腹腔鏡下胆嚢摘出術に係る死亡事例：697 例

【参考文献】

1) 北野達也,「あるべき医療事故調査制度を考える - 国土交通省における事故調査を踏まえて -」医療の安全に関する研究会・第 21 回研究大会特集号, News letter No.36. 5-7, 医療の安全に関する研究会, 2016 年 10 月 20 日発行

2) 北野達也, 第 5 章リスクマネジメント『病院管理学』㈱同友館, 87-127, 2019 年 5 月 30 日

3) 「医療事故情報収集等事業 (第 1 回〜第 64 回報告書)」, 公益財団法人日本医療機能評価機構医療事故防止事業部, 2021 年 3 月 26 日公開

4) 医療事故調査・支援センター「医療事故調査・支援センター 2019 年 年報 (2019 年 1 月 1 日〜2019 年 12 月 31 日)」一般社団法人日本医療安全調査機構, 2020 年 3 月 12 日発表

医療事故調査制度の枠組みと動向

〈 概要 〉

　第2章では、医療事故防止センター設置及び医療事故調査制度創設の背景、医療事故調査制度の概要、医療事故調査制度運用の現況、医療事故調査制度の報告データの解釈と今後の課題など医療事故調査制度の枠組みと動向、さらに未然予防、再発防止策のための医療安全指標、医療安全水準等測定する医療安全モニタリング・システムの必要性などについて解説します。

KEYWORD

原因究明、再発防止、遺族への説明、判断基準の明確化、可視化、言語化、モニタリング、安全水準、安全指標、医療事故低減

2-1 医療事故防止センター設置及び医療事故調査制度創設の背景

　(1) 1999年1月、横浜市立大学医学部附属病院における**患者誤認事故**を契機として、国民に対する信頼回復のため、医療事故情報等の提供、医療事故の発生予防・再発防止を目的に、2004年10月1日、厚生労働省令改正、財団法人日本医療機能評価機構付設「**医療事故防止センター**」が設置され、医療機関等から幅広く事故等事案に関する情報を収集し、これらを総合的に分析した上で、その結果を、国民をはじめ医療機関等に広く情報提供することとなりました。

　(2) **医療事故調査制度**が創設された背景としては、1999年1月11日、横浜市立大学医学部附属病院における手術患者誤認事故、1999年2月15日、都立広尾病院における抗凝固剤を間違え消毒剤誤投与死亡事故などの医療事故が繰り返され、2007年4月1日、厚生労働省「診断行為に関連した死亡に係る死因究明等のあり方に関する検討会」の設置がなされました。

　一部の地域、医療機関では、診療行為に関連した死亡の調査分析モデル事業における事故調査、産科医療補償制度における原因分析、各医療機関で実施されてきた院内事故調査委員会の報告より収集した情報の整理及び分析などが行われてきました。

　これらの経緯を踏まえたうえで医療事故調査制度は、改正医療法『医療の安全の確保』の章に位置付けられ、医療事故の**原因究明**、**再発防止**により医療の安全を確保すること、さら

に遺族への十分な説明を目的として、2015 年 10 月 1 日から運用開始されました[1]。

2-2 医療事故調査制度の概要

（1）目的

　医療事故が発生した医療機関において院内調査を行い、その調査報告を民間の第三者機関が収集・分析することで再発防止につなげることにより、医療の安全を確保する。

（2）対象となる医療事故

　医療機関（病院、診療所、助産所）に勤務する医療従事者が提供した医療に起因し、又は起因すると疑われる死亡又は死産であって、当該医療機関の管理者が、その死亡又は死産を予期しなかったもの（※1）

　※1：「医療事故」に該当するかどうかの判断は、医療機関の管理者が行う。

（3）医療事故調査制度の仕組み（図2-1）

　ア．本制度の対象となる医療事故が発生した場合、医療機関は、**遺族への説明、医療事故調査・支援センター**（以下、センターという）への報告（①）、原因を明らかにするための調査の実施（②）、調査結果の遺族への説明（※2）及びセンターへの報告（③）を行う。

図2-1 医療事故調査制度のしくみ

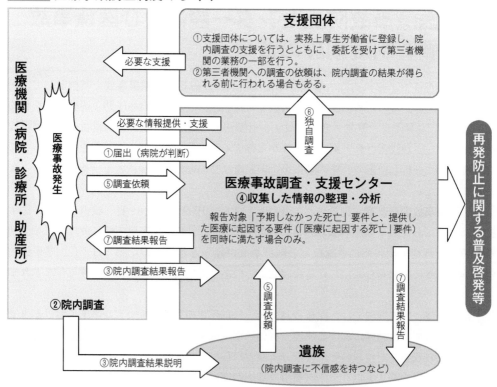

出典：一般社団法人日本医療安全調査機構 HP より著者にて作成

　※ 2：調査結果の遺族への説明にあたっては、口頭又は書面若しくはその双方に適切な方法により行い、遺族が希望する方法で説明するように努めなければならない。

　イ．医療機関が医療事故としてセンターに報告した事案については、医療機関又は遺族から調査依頼（⑤）があった場合に、センターは調査の実施（⑥）、医療機関及び遺族へ調査結果の報告（⑦）を行う。

　ウ．センターは、医療機関が行った調査結果の報告により収集した情報の整理・分析（④）を行い、医療事故の再発の防止に関する普及啓発を行う。

（4）刑事司法との関係

　センターは、司法・警察には通知しない（医療事故調査制度の発足により、医師法 21 条の**通報義務**については影響を受けない。）。

2-3 医療事故調査制度運用の現況

　医療事故調査制度は 2015 年 10 月に運用開始され、当初は年 1,300〜2,000 件の届け出を想定していたが、2016 年 10 月までの 13 ヶ月間の届け出は 432 件とのことです。

その背景として、

（1）対象とされる「予期しなかった死亡事故」の範囲が曖昧で、判断基準が不明確であること。

（2）事故として報告することで過誤を認めるとの思いもあり、届け出に消極的な医療機関があること。

（3）患者・遺族側からの届け出が認められていないこと。

（4）患者・遺族側に対し、医療機関からの説明が不十分であることなどが制度創設時の問題点として挙げられました。これらの問題点を解消すべく、2016 年 6 月 24 日に制度を見直し、厚生労働省は、「医療法施行規則の一部を改正する省令の施行について」（2016 年 6 月 24 日付、医政発 0624 第 3 号）において、支援団体が情報共有などを行う「**支援団体等連絡協議会**」を都道府県に 1 カ所、中央に 1 カ所設置することや、遺族などからの相談対応の充実を盛り込んだ医療事故調査制度の改正がなされました。

　本改正では各病院等に対し、死亡および死産事例が発生した場合、当該病院等の管理者に遺漏なく速やかに報告される体制の構築も求められています。医療事故調査制度は、院内調査が基本であり、各病院等の医療事故調査・支援センターへの事故報告や事故調査を支援する役割を担う支援団体が各地域に設置されています。

　新たな「支援団体等連絡協議会」は、各都道府県の区域を基本として 1 カ所の「地方協議会」と、中央組織として全国に 1 カ所の「中央協議会」がそれぞれ設置することができます。「中央協議会」には、本制度の第三者機関である医療事故調査・支援センターが参画します。「支援団体等連絡協議会」は、

（1）病院等の管理者が、医療事故がセンターの報告に該当するか否かの判断や、医療事故調査等を行う場合に参考とすることができる標準的な取り扱いについての意見交換。

（2）病院等の管理者、医療事故の業務担当者、支援団体関係者に対する研修。

（3）病院等の管理者の求めに応じて、個別事例についての支援団体の紹介等の業務を担う。

さらに「中央協議会」は、匿名化を行うなどの配慮の上、医療事故調査等の優良事例の共有なども行う。ただし、（1）については、「病院等の管理者が、センターに報告する医療事故か否かの判断や事故調査等を行う、従来の取り扱いを変更するものではない」と注記しています。

今回の改正では、遺族対応も見直す。医療事故調査・支援センターが、遺族等から相談があった場合には、

（1）都道府県、保健所を設置する市・特別区が運営する医療安全支援センターを紹介
（2）遺族等からの求めに応じて、相談内容等を病院等の管理者に伝達等を行う。

各病院等に対しては、遺族等から「医療事故が発生したのではないか」との申し出があった場合でも、事故に該当しないと判断した場合には、その理由を分かりやすく説明することを求めています。

そのほか、医療事故調査・支援センターは、各病院等の医療事故調査報告書の分析などを通じて、再発防止策の検討を行うが、その際に病院等の管理者の同意を得て、報告書の内容についての確認・照会等を行うことも盛り込まれました[2]。

2015年10月1日、医療事故調査制度が施行され、5年7ヶ月が経過し、2021年4月末現在の医療事故報告件数累計2,043件、院内医療事故調査報告結果累計1,743件、相談件数累計10,500件、センター調査依頼件数累計152件（遺族から126件、医療機関から26件）との現況です[3]。

2-4 医療事故調査制度の報告データの解釈と今後の課題

2015年10月1日、医療事故調査制度が施行され、ちょうど5年が経過し、相談の状況（相談件数、相談者別（「医療機関」と「遺族等」）相談件数の推移、遺族等からの求めに応じて医療機関へ伝達、センター合議における助言内容および医療機関の判断、医療事故の発生状況（医療事故発生報告件数の推移、病床規模別医療事故発生報告件数、病床規模別1施設当たりの医療事故発生報告件数、センター調査対象件数、依頼者の内訳、依頼理由などが報告されています。また、数値版においては、クロス集計センター調査の状況（センター調査の依頼理由、院内調査が進まない、院内調査では信用できないなど。）などが報告されています。

2021年4月末現在の医療事故報告件数累計2,043件、院内医療事故調査報告結果累計1,743件、相談件数累計10,500件、センター調査依頼件数累計152件（遺族から126件、医療機関から26件）との報告です。2015年10月1日から運用開始され丸5年の間、センター調査依頼件数が、遺族からの依頼が多く、医療機関からの依頼の5倍近くを占めています。特に遺族からセンターへ調査依頼する理由で、最も多かったのは「院内調査結果に納得できない。」であり、医療事故調査制度の成果の一つと言えます（表2-1）[3]。

有害事象（医療事故等）の発生率は、病院の**医療安全管理水準の指標**の一つとして、多くの国々でその把握が試みられてきています。

カルテ・レビュー、レポーティング・システム、医療事故事例件数報告、医療事故情報収

表 2-1 センター調査の依頼理由

医療事故調査・支援センターへの調査対象件数（累計）114 件（件数 / 重複計上）

依頼者	依頼理由		2019 年	2018 年	2017 年	2016 年	累計
医療機関	死因が明らかでない		3	1	3	3	10
	院内調査結果の検証をしてほしい		3	2	6	4	15
	件　数		6	3	9	7	25
ご遺族	院内調査結果に納得できない	臨床経過	17	14	15	2	48
		死　因	20	16	18	7	61
		治　療	26	17	20	10	73
		説明と同意	9	10	8	3	30
		再発防止策	16	8	8	4	36
		委員会構成	1	2	3	3	9
		小　計	89	67	72	29	257
	院内調査が進まない		1	0	1	2	4
	院内調査では信用できない		0	4	1	1	6
	件　数		90	71	74	32	267
合　計			96	74	83	39	292

一般社団法人日本医療安全調査機構「医療事故調査・支援センター2019 年報」より著者にて作成

集・分析等が実施されていますが、インシデント・アクシデント、有害事象のレベル別分類・定義、障害残存の可能性の定義については各国で異なり、各医療機関によってもさまざまで判断基準が不明確な現状です[5]。

　さらに医療事故の事後の報告件数を医療安全水準としている国もあり、国内外の先行研究による既存の方法論では再発防止・未然予防に結びつくとは言い難い状況です[6]。

　わが国においては医療事故の未然予防、再発防止を目的に、2004 年 10 月 1 日、財団法人日本医療機能評価機構付設「**医療事故防止センター**」が設置され、今日、公益財団法人日本医療機能評価機構医療事故防止事業部により計 1,107 施設（報告義務対象医療機関 273 施設、参加登録申請医療機関 834 施設：2020.12.31）を対象とし、**ヒヤリ・ハット事例収集、医療事故報告収集、再発・類似事例分析**等々の事業を実施しています[4]。

　そこでは、わが国における病院 8,234 施設のうち 1/8 である 1,107 施設からの事後報告件数で集計・分析されていますが、当該報告施設の匿名化や、各施設から何件報告されたかなどは公表されず、報告漏れもあり実態は明らかではありません。また、わが国をはじめ有害事象の件数だけを病院の医療安全管理水準の指標として把握をしている国が多く、事後の事例のみ蓄積し安全対策を講じている現状です。本来、未然予測の観点から分析をすべきで、医療事故の直接原因のみならず、組織的観点から背後要因分析し安全対策を講じなければなりません。医療事故の事後の件数や障害残存の可能性などを指標にするだけでは判断基準が不明確であり、改善策が見出せず、未然予測による根本的な解決策、医療事故低減には至っておりません。さらに「医療安全管理体制の実態と安全管理研修のあり方に関する調査」（北野ら、2011 年 12 月）[2] の報告の結果から、各病院における院内安全管理体制の違い、有害事象の重症度レベル別分類や報告範囲など病院ごとで定義が異なり、各病院ごとの Level 別分類を集合分析しても医療事故低減のための解決策を見い出すことはできず、医療事故低減の

ための効果的システムが構築されていない事実も明らかになりました。実態を明らかにするためには、判断基準の明確化、わかり難いものの言語化、可視化による再発防止、未然予防、さらには予測の強化が重要であると言えます[6]。

　今後の課題として、事後の件数の集計だけではなく、判断基準の明確化、後述の章で述べる医療安全管理水準の指標としてモニタリング[5]、現状把握、未然予測の観点から分析をすべきで、医療事故の直接原因のみならず、組織的な観点から背後要因分析したうえで安全対策を講じ、**医療事故低減**へと結びつけなければなりません[2]。

【参考文献】
1) 北野達也,「あるべき医療事故調査制度を考える - 国土交通省における事故調査を踏まえて -」医療の安全に関する研究会・第21回研究大会特集号, News letter No.36. 5-7, 医療の安全に関する研究会, 2016年10月20日発行
2) 北野達也, 第5章リスクマネジメント『病院管理学』㈱同友館, 2019年5月30日. 87-127.
3) 医療事故調査・支援センター「医療事故調査・支援センター2019年年報（2019年1月1日〜2019年12月31日）」一般社団法人日本医療安全調査機構, 2020年3月12日発表
4) 「医療事故情報収集等事業（第1回〜第64回報告書）」, 公益財団法人日本医療機能評価機構医療事故防止事業部, 2021年3月26日公開
5) Brennan TA, Lucian LL, Laird NM, et al. 1991.「Incidence of Adverse Events and Negligence in Hospitalized Patients − Results of the Harvard Medical Practice Study」, I. N Engl J, 1991, 370-376.
6) 関田康慶, 北野達也, 柿沼倫弘.「医療安全管理モニタリング方法の開発」, 医療情報学, 32, 2012, 488-491.

3章

医療安全分析方法の種類

〈 概要 〉

医療安全のシステム的理解と分析の視点を述べた後、インシデントやアクシデントに関する2つの分析方法を紹介しています。1つ目は定性的な分析方法であり、その種類・特性と課題について紹介します。定性的な分析方法としては、SHEL モデル、4M4E、RCA、FMEA を取り上げています。2つ目の定量的な分析方法の種類・特性と課題については、従来の統計分析方法の他に、パレート分析、累積グラフ分析、分布関数グラフ分析、類型化グラフ分析を紹介しています。これらの分析方法については、定性的視点、定量的視点から、医療安全管理に関する目的別分析方法として一覧表にまとめています。

KEYWORD

システム、構成要素、インシデント、アクシデント、定性的な分析方法、定量的な分析方法、医療安全モニタリング、ノンテクニカルスキル、マネジメントサイクル

3-1 医療安全のシステム的理解と分析の視点

医療における安全性を確保し、さらにその安全性を高めていくためには、医療サービスを提供するためのシステムの理解が不可欠になります。ここでいうシステムとは、ヒト、モノ、カネ、情報といった構成要素が特定の目的の達成や機能を遂行するために相互に作用する有機的な集合体を指します。人や設備・機器が一定の区域に集まっていても、目的や機能の遂行といった共通の目的が共有されていないものは単なる集合体です。このシステムの中で構成要素同士が何らかの失敗によって機能的に作用しない場合に、他の構成要素同士の相互作用にも影響が生じることで、全体としての何らかの変動や機能不全が起こる可能性があります。

「何らかの失敗」は、**コミュニケーションエラー**や確認不足等として知られています。最終的な帰結として生じる事象が**インシデント**や**アクシデント**の件数として報告されていますが、コミュニケーションエラーや確認不足等もインシデントやアクシデントです。

これらを患者の重症度等に応じた**インシデント・アクシデント・レベル**等により類型化し、蓄積していくことで、そのシステムの安全性に関するデータベースが構築されていきます。従来の分析には、少数のアクシデントを分析の対象としたものが多く、インシデント・アク

表 3-1 医療安全管理に関する目的別分析方法の概略

アプローチ	主な使用目的		具体的な分析方法
定性的な分析 （対象はシステム 全体にも及ぶ）	事象の整理、原因の発想方法		KJ法
	定期的なフレームワークによる分析方法		SHELモデル（P-m=SHELLモデルなども含む）、4M4E、7W2H2E分析
	より詳細に事例を掘り下げる分析方法	未然防止の視点	FMEA（HFMEAも含む）
		事後的な分析の視点	RCA、ImSAFER、特性要因図（フィッシュボーン図）分析
定量的な分析	全体像を定量的に把握するための分析方法		記述統計、推測統計
	優先順位や分布を視覚化する、定量的な評価に基づく分類をするための分析方法		パレート分析、累積グラフ分析、（累積度数）、分布関数グラフ分析、類型化グラフ分析
	因果関係等を定量的に把握するための分析方法		多変量解析
	確率論的に事象の発生確率や損害規模を体系的に整理、評価するための分析方法		VTA（Variation Tree Analysis）/ETA（Event Tree Analysis）、FTA（Fault Tree Analysis）

出典：著者作成

シデント・レベル別に全体を俯瞰し、医療安全モニタリングによる分析は十分には行われてこなかったといえます。

　インシデントや**アクシデント**を分析するために、大きく2つの分析方法があると考えられています（表3-1）。一つは、個別事例を分析することで当該システムを理解しようとする**定性的な分析**、もう一つは、統計的な観点からそれぞれのシステムの傾向を理解しようとする**定量的な分析**です。これらの分析には優劣があるわけではなく、どちらも必要なものです。目的に応じてこれらを使い分けていくことが必要になります。

3-2 定性的な分析方法の種類・特性と課題

　定性的な分析には、個別事例を分析する方法があります。定型的なフレームワークで分析する方法（**SHEL**モデル、**4M4E**など）とインシデントやアクシデントの構造的な側面に着目して、より詳細に掘り下げていく方法（**RCA**や**ImSAFER**など）があります。また、上記が事後的に分析する視点に立っているのに対して、未然に防ぐための視点からは**FMEA**を挙げることができます。

（1）SHELモデル

　SHELモデルとは、マニュアルや組織におけるルール等のSoftware、設備機器等のHardware、職場環境等をあらわすEnvironment、Livewareの頭文字です。Livewareは2つの意味を有していて、自分自身と他者（職場の同僚など）になります。自分自身をあらわす「L」と他の要素（S、H、E、L）との関係から医療安全対策を考えていくことが期待さ

れています。

　ここに management の m を加えた **m-SHEL** モデル、さらに医療現場では patient の P を加えた **P-mSHELL** モデルが事例分析に利用されています。これらは特に management に注目しています。マネジメントは、すべての要素と関わり、全体を統括する役割が込められています。m のみが小文字なのは、マネジメントを前面に押し出しすぎないようにするためだそうです [1]。

　マネジメントの視点は、報告の内容と数の事前評価による現状把握、介入策の計画、実施に向けた調整、実施、モニタリングと事後評価、改善というすべてに共通して求められるプロセスを念頭に置いておかねばなりません。

(2) 4M4E

　4M は、Man（人間）、Machine（設備機器）、Media（環境）、Management（マネジメント）の頭文字を意味していて、4E は、Education（教育、訓練）、Engineering（技術、工学）、Enforcement（強化、徹底）、Example（模範、事例）の頭文字を意味しています。

　それぞれを x 軸、y 軸に据えるような形でマトリクスにして、4 つの M に関する要因分析からみえてきたことに対して、4 つの E のそれぞれの視点から対策を考えます。

(3) RCA（Root Cause Analysis）

　RCA は発生した事例の根本原因を同定することを目的としている分析方法のことで、様々な方法が存在しています。事例について詳細に分析することで、適切な対策が取られることが期待されます。「なぜ起きたのか」を適切に繰り返すプロセスが含まれているので、再発防止策を検討する際に有用になります。

　RCA は、退役軍人病院（VA）[2] のものがみられることが多く、種田は RCA が達成するべき目標として、「分析の対象となった出来事の再発予防を目的として、その根本原因、背後要因・寄与因子を同定し、システムとしての対策を立案・実施・評価すること」[3] と述べています。

　和訳では根本原因分析といわれることが多いですが、原因は 1 つだけとは限りません。むしろ、非常に多くの原因が複雑に絡み合っていることのほうが圧倒的に多いということを前提に考えていくことが必要です。すべての分析方法に共通することですが、個人の責任ではなくシステムに焦点を当てることが重要になります。

(4) FMEA（Failure Mode and Effects Analysis）

　FMEA は、**インシデント・アクシデント**などの事例の発生を未然に防ぐために必要な対策を検討して事前介入する方法です。システムで生じる業務のプロセスを分析し、Failure Mode を挙げていきます。これらの業務や患者への影響の大きさから RPN（Risk Priority Number）等を用いて半定量的に優先順位を検討し、潜在的な原因を抽出していくことで事前対策を提案します。

　医療行為のプロセスに焦点をあてたものが **HFMEA**（**Healthcare Failure Mode and Effects Analysis**）になります。重要な Failure Mode がわかるので、未然防止対策のために資源運用上の効率化を図ることができ、効果的な対策が期待できます。

定性的な分析の課題

　特に**定性的な分析**における個別事例の分析で発生すると考えられる課題は、内部の調整ができていないと個別事例の詳細な検討を行うために多くの時間を要してしまう点です。分析には、どうしても現場の関係者が参加しなければなりません。当事者との交渉や調整を含めコストを要します。

　他方、人的資源や時間的制約等の資源運用上の限界があるため、対象となる事例を選定する必要があります。分析対象を選定する際には、優先順位の考え方が重要になります。たとえば、VA National Center for Patient Safety の **SAC**（Safety Assessment Code）[4] などは、その一例です。重症度を横軸に、発生頻度を縦軸にし、それぞれ順序尺度化したマトリクスから独自に定義されたスコアをもとに事象の評価を行います。

　フレームワークを用いた分析の場合に共通することは、個別事例の本質ではなく、フレームワークに合わせて事象を考えてしまう可能性がある点ですので、注意が必要になります。

3-3 定量的な分析方法の種類・特性と課題

　定量的な分析には、単純集計分析、変量同士の**相関分析**、記述統計量を用いた分析、**統計的検定**、**臨床指標**を用いた**ベンチマーク**等があると考えられます。棒グラフや折れ線グラフ、ヒストグラム、散布図等によって可視化し、モニタリングや関連性の検討をすることができます。

　たとえば、時系列でみた月別のインシデント・アクシデント件数の増減と移動平均、**インシデント・アクシデント・レベル**別にみた報告数の分布、インシデント・アクシデント・レベルの基本統計量の分析等が挙げられます。統計的検定では、看護師の経験年数や勤務時間等を複数群に分類したインシデント・アクシデント件数の報告数の差の検定、属性と臨床指標間の関連性等が分析内容として挙げられます。

　これらの統計分析では、普遍的な原因や構造に関する傾向はわかるかもしれませんが、具体的な対策まではみえにくい課題があります。また、分析対象となるインシデントやアクシデントが報告されていないと、統計的な分析が難しくなる場合があります。分析結果を現場にフィードバックして実践することが必要になります。

（1）単純集計分析、クロス集計分析、ヒストグラム、棒グラフ、折れ線グラフ、帯グラフ

　これらは多くの病院で活用されている統計分析手法です。インシデント・アクシデント報告件数や構成割合の分析、要因分析などに用いられています。誰もが知っている分析手法なので分析結果の情報の共有は容易ですが、詳しい分析には限界があります。

（2）散布図、相関分析、重回帰分析、他の多変量解析

　インシデントやアクシデントの要因や種類間の相関関係の分析や様々な要因分析に用いられています。これらの分析には一定の統計分析の知識が必要なので、誰でも簡単にできるわけではありませんが、統計分析のパッケージケージもあるので利用できれば便利です。ただ、

分析には一定数のデータ数が必要であり、基本知識がないと間違った使い方や解釈の仕方をすることもあるので注意が必要です。

（3）点推定、信頼区間分析、統計的検定

医療安全で使われるデータは必ずしも多くない場合があります。特に条件を絞るとデータ数が減ります。このような場合、**点推定、信頼区間分析、統計的検定**が用いられます。信頼区間分析では母数の信頼区間を示すことができ、検定では、仮説検定が行われ、帰無仮説を棄却することにより対立仮説が採択される方法を用いています。これらの分析を使いこなせるスタッフは限られてきます。

（4）パレート分析

パレート分析は、医療事故要因で多い事故件数の順に要因を原点から横軸に並べ、**パレート図（パレート曲線）**により医療安全状態を分析する方法です。医療事故を減らすために、ABC分析により、多い件数の要因を細分化して事故件数を減らします。ABC分析は、主要な要因を解決すれば全体の解決につながるという考え方です。詳細は後の第23章で解説されています。

（5）累積グラフ分析

縦軸にインシデント・アクシデント・レベル別の累積件数、横軸にインシデント・アクシデント・レベルを取ります。縦軸の累積件数は、全体の件数を示しているので、上部にあるほど全体の件数も多いと解釈します。後述する分布関数グラフ分析と組み合わせて、件数の多寡（累積グラフ分析）と割合（分布関数グラフ分析）の視点から医療安全分析を深めます。詳細は後の章で解説されています。

（6）分布関数グラフ分析

縦軸に累積相対度数、横軸にインシデント・アクシデント・レベルを取ります。縦軸の数値は、全体の件数に対する各レベルの累積件数に対する割合を示しているので、横軸に設定したインシデント・アクシデント・レベルの最大レベルでは必ず100%になります。たとえば、50%のラインとグラフの交点は、インシデント・アクシデント・レベルの中央値を意味します。詳細は後の章で解説されています。

（7）類型化グラフ分析

縦軸に当該医療機関の1か月あたりの延べ入院患者数（＋外来患者数（機能に応じて））○○人あたり）の標準化したインシデント・アクシデント・レベル別の累積件数をとり、横軸にアクシデント割合（アクシデント件数÷（インシデント件数＋アクシデント件数））をとります。標準化したインシデント・アクシデント・レベル別の累積件数の平均値から横軸に平行な補助線をひき、アクシデント割合の平均値から縦軸に平行な補助線をひきます。それぞれ医療安全管理状況の異なる4つの象限を作り、病棟や診療科等を各象限に分類し、その推移をモニタリングすることで分析、検討します。特定の診療科の時系列変化も調べることができます。詳細は後の第15章で解説されています。

3-4 定性的な分析、定量的な分析の共通課題と今後

　定性的な分析でも**定量的な分析**でも、報告システムが機能していないと、分析に十分な事例が集まらない可能性が生じます。したがって、報告システムがある程度機能するための工夫が必要になります。しかし、すべてのインシデント・アクシデントを分析対象とするのは時間的にも人員的にも限界があるので、その必要はありません。

　定性的な分析における**個別事例分析**は、報告数が少数の場合、分析対象を選定しやすいのですが、個別事例の特殊性の有無や報告に関する変動傾向等を把握するためには、一定期間のモニタリングと一定程度のデータの蓄積が必要になります。これは、**定量的な分析**を試みる場合も同様です。比較対象となるベースラインがないと対策の効果の妥当性を判断できないためです。このベースラインを判断できる程度の報告数を目指すことが第一歩になります。

　したがって、報告の内容と数のモニタリングによる事前評価の実施による現状把握、介入策の計画、実施に向けた調整、実施、モニタリングと事後評価、改善というプロセスを踏まえたマネジメントサイクルが必要になります。

　また、報告は患者の安全性を高めるために実施するという目的の明確化、非懲罰性と匿名性の確保、収集した情報を分析し、どのように現場にフィードバックすることが望ましいのかをスタッフ間で共有することなども求められます。

　このようにデータ分析を実施するための報告システムが機能することは重要ですが、分析した結果等をシステムに浸透させ、安全文化を醸成していくためのコミュニケーションやチームワーク、リーダシップといった**ノンテクニカルスキル**も同時に重要になりますし、業務が通常通りに機能していること、うまくいっていることに着目することも必要になってきます。たとえば、TeamSTEPPS（Team Strategies and Tools to Enhance Performance and Patient Safety）[5]のような取り組みは、ノンテクニカルスキルを高めるために考えられる手法の1つとなるでしょう。

3-5 チャレンジ〜貴院の分析方法

チャレンジ1：貴院が用いている医療安全分析法の種類をまとめてみましょう。

チャレンジ2：その中で最も有効に活用している方法を確認しましょう。

【参考文献】
1）河野龍太郎.『医療におけるヒューマンエラー 第2版：なぜ間違える　どう防ぐ』. 医学書院，2014，190.
2）U.S. Department of Veterans Affairs,
　https://www.patientsafety.va.gov/professionals/onthejob/rca.asp，（参照 2020-7-8）.
3）種田憲一郎.「RCA（Root Cause Analysis）とは」. 医療の質・安全学会誌, 2（3），

2007，260-265.

4）U.S. Department of Veterans Affairs,

https://www.patientsafety.va.gov/professionals/publications/matrix.asp,（参 照 2020-7-8）.

5）Agency for Healthcare Research and Quality.

https://www.ahrq.gov/teamstepps/index.html,（参照 2020-11-8）.

医療者を守るということ

東京医療保健大学副学長、大学院医療保健学研究科長・教授
前日本看護協会会長
坂本すが

　今回、本書の編著者である関田先生に依頼され、このコラムを書くことになりました。長い間、医療安全にかかわってきましたが、正直なところ今何を書くべきか悩ましい。そこで最近の新型コロナウィルス感染症拡大に際して、安全管理の視点から気になったことがありましたので述べてみたいと思います。

　今回の感染拡大に際して、医療者、特に看護師に感謝や賞賛の言葉が寄せられる一方で、ホテルでの生活を余儀なくされ接触を敬遠されるなど、社会的に阻害する動きもありました。報道などでこのことを耳にして、医療者を守らなければならない、医療者も守られるべき対象ではないかという思いを強くしました。

　では医療者を守るとはどういうことでしょうか。

　1つはリスクに対する環境を臨機応変に整えることです。例えば、今回の感染対策でいえば、防護服など必要物品をすぐに用意するなど、感染者のケアにあたる医療者の教育から勤務時間管理まで、感染を未然に防ぐための「守る」。これは従来の医療安全管理でも重視されてきた視点ですが、今回は平時に加え適時の迅速な環境整備が求められました。

　もう1つ、事故が起こったときの「守る」も非常に重要です。これは隠すことではなくて、事実を明らかにすることです。なぜなら人は事実を知りたいからです。医療事故被害者のインタビューを綴った『沈黙の壁』（ローズマリー・キブソン著、日本評論社、2005年）からは「患者が知りたいのは事実である」というメッセージが伝わってきます。事実究明は患者の願いであり、また医療者を守ることにもなります。再発防止の原点として医療事故調査制度の創設にもつながったと思います。

　今回、不運にも感染してしまった医療者に対し、世間の目が厳しい中、医療者を「守る」ことはどういうことか、再び考えさせられました。医療者は気丈にふるまい表面には現れなくても、リスクに直面する現場で常に心が張り詰めている可能性は高いです。安全管理の視点からは、どんなに自立して働いている医療職であっても、心的サポートが必要であると思います。

4章

新しい医療安全分析方法の開発に向けて

〈 概要 〉

インシデント・アクシデントの発生要因・種類を紹介し、それらの発生頻度（確率）を病院対象の WEB 調査により明らかにしています。医療安全分析には定性的分析方法と計量的分析方法があり、それぞれ活用意義が異なりますが、どのような分析方法活用により、医療事故が低減傾向にあるかについて調査データを用いて分析しています。分析結果から、定性的分析方法である事故要因分析よりも計量的分析の方が医療事故低減に効果的であることを示しています。既存の安全管理体制や分析方法に限界があるため、インシデント・アクシデントの体系的集合分析方法という新たな分析アプローチを提案しています。医療安全と医療の質の関係についても見解を述べています。

KEYWORD

インシデント・アクシデントの発生要因、インシデント・アクシデントの種類、発生頻度、WEB 調査、定性的分析方法、計量的分析方法、事故要因分析、日本医療機能評価機構、分布関数グラフ、定性的個別分析手法、体系的集合分析手法、医療安全、医療の質評価

4-1 インシデント・アクシデントの発生要因・種類

インシデント・アクシデントの発生要因としては、確認不足、観察不足、職員間のコミュニケーション不足、判断ミス、知識不足、技術・手技未熟、患者側の問題、業務量過多、心身状態不良、教育訓練上の課題、設備・機器の不具合・故障、記録不備、作業中断、マニュアル等の不備・周知不足、患者への説明不足、意図しない無意識行動等があります。

文部科学省　科学研究費助成事業（以下、文部科研と略称）基盤研究（B）「病院の医療安全管理手法の開発と安全管理支援情報システムの開発に関する研究」（課題番号23390125、2011〜2015 年度）（研究代表者　関田康慶）研究グループ **WEB 調査**（2012 年11 月〜2013 年 1 月調査）によれば、複数回答で前述の要因の中で多かった 3 大要因は、**確認不足**（95％）、**観察不足**（66％）、職員間の**コミュニケーション不足**（55％）でした。次に多かったのは、患者側の問題（34％）、判断ミス（26％）、業務量過多（26％）、知識不足でし

1. 確認不足（質問 30-1 へ）	301 件 /318 人		95%
2. 観察不足（質問 30-2 へ）	211 件 /318 人		66%
3. 職員間のコミュニケーション不足（質問 30-3 へ）	175 件 /318 人		55%
4. 判断ミス	84 件 /318 人		26%
5. 知識不足	73 件 /318 人		23%
6. 技術・手技未熟	44 件 /318 人		14%
7. 患者側の問題	107 件 /318 人		34%
8. 業務量過多	82 件 /318 人		26%
9. 心身状態不良	10 件 /318 人		3%
10. 教育・訓練上の課題	33 件 /318 人		10%
11. 設備・機器の不具合・故障	5 件 /318 人		2%
12. 記録不備	12 件 /318 人		4%
13. 作業中断	34 件 /318 人		11%
14. マニュアル等の不備・周知不足	47 件 /318 人		15%
15. 患者への説明不足	42 件 /318 人		13%
16. その他（　　　　）	7 件 /318 人		2%

WEB 調査：前述文部科研基盤研究（B）の調査。150 床以上の全国の急性期病院対象に調査票郵送、回答は WEB サイトから。調査は 2012 年 11 月～2013 年 1 月、回答 318 病院、WEB 調査システムは分析システムを内蔵しており、回答翌日に集計分析結果を見ることができる。このシステムは知的クラスター創生事業プロジェクト分担（文部科学省、2008 年度、研究分担者（関田康慶）で開発された。

図 4-1 インシデント・アクシデントの発生要因

分析データ：文部科研基盤研究（B）「病院の医療安全管理手法の開発と安全管理支援情システムの開発に関する研究」（（研究代表者　関田康慶）研究プロジェクトの WEB 調査データ、2012 年 11 月～2013 年 1 月調査

た（図 4-1：インシデント・アクシデントの発生要因）[1]。

　図 4-1 には出ていませんが、同じ調査の**確認不足の内容**では、手順（フリップ等）が最も多く（33%）、薬品等の量（27%）、時間（14%）、薬品種類（13%）、という割合でした。**観察不足の内容**としては、 患者の動作（徘徊等）（58%）、患者の運動機能（16%）、薬品類（10%）でした。職員間の**コミュニケーション不足の内容**では、繁忙さによるもの（56%）、組織風土によるもの（26%）でした。

　図 4-1 の中の 301 件 /318 人の人は回答者数で病院数に対応しており、301 件 /318 人はこの項目の発生確率を示しています。図 4-1 は WEB 調査で自動集計計算された最終結果です。

　同じ **WEB 調査**で、**インシデント・アクシデントの種類**では、複数回答で、薬剤に関するもの（92%）、転倒に関するもの（89%）、注射・点滴に関するもの（64%）、ドレーン・チューブに関するもの（64%）、転落に関するもの（42%）、検査に関するもの（14%）、その他療養上の世話に関するもの（14%）、食事に関するもの（8%）等です。これらインシデント・アクシデントの種類の中で多かった 3 大種類は、転倒・転落に関するもの、薬剤に関するもの、点滴・注射に関するもの・ドレーン・チューブに関するものでした（図 4-2：インシデント・アクシデントの種類）。図 4-2 は WEB 調査で自動集計計算された最終結果です。

　日本医療機能評価機構でも**医療安全関連情報**を収集していますが、**インシデント・アクシデントの発生要因**の項目が前述の科研費研究グループの **WEB 調査**と少し異なっています。

　要因として、当事者の行動に関する要因（確認を怠った、観察を怠った、報告が遅れた・

1. 薬剤に関するもの	292 件 /317 人	92%
2. 点滴・注射に関するもの	203 件 /317 人	64%
3. 転倒に関するもの	283 件 /317 人	89%
4. 転落に関するもの	134 件 /317 人	42%
5. 食事に関するもの（給食内容、誤嚥、誤飲等）	26 件 /317 人	8%
6. その他の療養上の世話に関するもの	43 件 /317 人	14%
7. ドレーン・チューブに関するもの	203 件 /317 人	64%
8. 医療機器に関するもの	10 件 /317 人	3%
9. 検査に関するもの	45 件 /317 人	14%
10. 輸血に関するもの	2 件 /317 人	1%
11. 文書に関するもの	6 件 /317 人	2%
12. その他（　　　　）	9 件 /317 人	3%

図 4-2 **インシデント・アクシデントの種類**

分析データ：文部科研基盤研究（B）「病院の医療安全管理手法の開発と安全管理支援情報システムの開発に関する研究」（（研究代表者　関田康慶）研究プロジェクトの WEB 調査データ、2012 年 11 月～2013 年 1 月調査

怠った、記録などに不備があった、連携ができていなかった、患者への説明が不十分であった・怠った、判断を誤った）、ヒューマンファクター（知識が不足していた、技術・手技が未熟だった、勤務状況が繁忙であった、通常とは異なる身体的条件下にあった、通常とは異なる心理的条件下にあった、その他）、環境・設備機器（患者側等 7 項目）、その他（教育・訓練等 4 項目）等が挙げられています。2019 年 1 月～12 月の参加登録医療機関からの報告（YA-41-C）によると、多い順に、確認を怠った、患者側要因、観察を怠った、判断を誤った等で、3 大要因は前述の科研費研究グループの調査と同じ結果でした。

　インシデント・アクシデントの種類について、日本医療機能評価機構の**医療安全関連情報**を見ると（2019 年 1 月～12 月、YA-35-A）、種類の項目が前述の科研費研究グループの**WEB 調査**と少し異なっており、薬剤、輸血、治療・処置、医療機器等、ドレーン・チューブ、検査、療養上の世話、その他になっています。種類の多い順に、療養上の世話、治療・処置、薬剤、ドレーン・チューブになっていますが、療養上の世話には転倒・転落が含まれていると思われるので、主要 4 要因については科研費研究グループの調査と同様の結果です。ヒヤリ・ハット事例で見ると、多い順に、薬剤、療養上の世話、ドレーン・チューブになっており、科研費研究グループの WEB 調査と同様の結果になっています。

　ただし、項目数の比較は、前述科研費研究グループの WEB 調査分析では、項目の病院発生確率を示しているのに対し、日本医療機能評価機構の項目では構成割合が示されている点で異なります。

4-2　医療事故分析方法の使用状況と医療事故推移の関連性比較分析

　日本病院会の**医療安全調査**「リスクマネジメントシステムに関する調査（対象病院：日本病院会会員病院 2550 病院、回答病院 737 病院、2003 年 11 月 18 日～12 月 5 日）のデータを

用いて、**医療事故分析手法**により医療事故が減る傾向にあるか否かを分析（統計情報委員会・ワーキング委員会委員長　関田康慶）しました[2]。図 4-3 は**分布関数グラフ***により分析した結果です。横軸は医療事故の 1 年間の増減傾向を 5 レベルで示しています。

*分布関数グラフ：横軸に医療事故の増減レベルを、縦軸にレベルの累積割合をとり、レベル毎の累積割合を線で結んだ曲線。横軸はレベル数値の離散量ですが、連続性があるとみなしてグラフ化しています（第 12 章、第 13 章で詳しく解説）。

図 4-3 の横軸レベルの数値の意味は次の通りです。
1：かなり増加した（10％以上）
2：やや増加した（5〜10％）
3：ほとんど変わらない
4：やや減少した（−5〜−10％）
5：かなり減少した（−10％以上）

横軸の数値 5 が最も事故が減少している傾向、1 が最も医療事故が増加している傾向、3 が増減変化がないことを示しています。縦軸は相対累積度数（％）を示しており、医療事故増減傾向の 1 から 5 まで累積しています。このグラフを分布関数グラフと呼んでいて、5 で 100％になります。

この**分布関数グラフ**は右側になるほど医療事故が減少する傾向を示しています。例えば、**統計解析**を利用している 45 病院と統計解析を利用していない 581 病院を比較すると、統計解析を利用している病院群の方のグラフが、統計解析を利用していない病院群のグラフよりも右にあるので、統計解析を利用している病院群の方が、医療事故がより減少する傾向にあることを示しています。

同様に、**事故要因分析手法**を利用している 121 病院と事故要因分析手法を利用していない 511 病院を比較すると、事故要因分析手法を利用していない病院群の方が利用している病院群よりも分布関数グラフが右にあるので、事故要因分析手法を利用していない病院群の方が、医療事故が減少する傾向がより強いことを示しています。

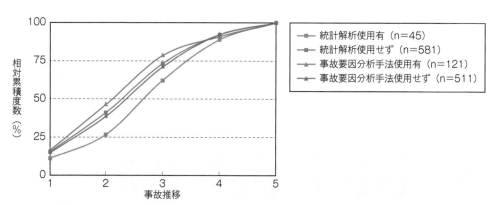

図 4-3 **事故分析方法の使用状況と事故推移の関連性分布関数グラフによる比較結果**

分析：日本病院会の医療安全調査「リスクマネジメントシステムに関する調査（対象病院：日本病院会会員病院 2550 病院、回答病院 737 病院、2003 年 11 月 18 日〜12 月 5 日）の回答データを用いて分析

　４つの分布関数グラフを比較すると、統計解析を利用している病院群が最も医療事故が減少する傾向にあることを示しており、事故要因分析手法を利用している病院群が最も医療事故が減少する傾向が弱いことを示しています。このことは個別の事例分析には限界があり、多くのデータで計量的に分析する必要性を示しています。

　グラフの形状を見ると、事故要因分析手法の使用群と統計解析使用せず群が似通った傾向を示しています。また事故要因分析手法を使用せず群と統計解析使用有り群が接近はしていませんがグラフ全体で右側に位置しています。

　これらグラフ状態を勘案すると、事故要因分析手法を利用している群は、個別の少数の事故要因分析に時間を使い、統計解析を使用しないために、医療事故減少につながっていない傾向になっているようです。事故要因分析を行っていなくても統計解析を使用している群では相対的に医療事故が減少していることが示されています。

4-3　個別事例情報の集積と定量分析の活用アプローチ

　医療安全分析には、RCA、SHEL、4M4E 等定性的分析方法と、パレート分析、統計分析等の**定量分析**方法があります。**定性的分析方法**である個別事例分析方法は個別の詳しい事例分析ができても医療安全の全体像が把握しにくいという問題があり、他方統計分析等による定量分析方法は、平均や分散などの統計量の把握は可能ですが、意味づけが明確でなくただの分析に終わってしまう課題がありました。また月間データ等データ数が少ない場合もあり、統計分析が困難、安全管理関係者で定量分析に詳しくない等の問題もありました。このため、これら問題・課題を解決する意味のある分析方法が求められてきました。

既存の安全管理体制や分析方法の限界

- インシデント・アクシデントが減少しているという確認が難しい（報告漏れがないか）
- 安全管理体制で、リスクの多いプロセスを把握するのが難しい（リスクは事後的に発見されることが多い）
- 安全管理情報が文章表現の場合が多く、集合的・定量的分析が困難
- インシデント・アクシデントの分析は単純集計が多く、複雑な要因把握が困難
- 個別ケース**要因分析手法**のＲＣＡ，４Ｍ４Ｅ，ＳＨＥＬ等は医療と異なる別領域開発の方法論で、多くの時間を要する割には分析による安全対策効果が弱い
- 病院管理体制が、職員の意識向上を重視している傾向にあり、定量的分析や効果的・効率的対策が弱体

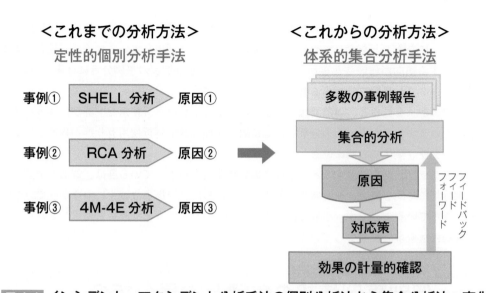

図4-4 インシデント・アクシデント分析手法の個別分析法から集合分析法へ変化

資料：文部科研基盤研究（B）「病院の医療安全管理手法の開発と安全管理支援情報システムの開発に関する研究」（研究代表者　関田康慶）研究グループ作成

　図4-4は、新しい分析方法について説明したものです。まずインシデント・アクシデントの個別事例分析にとどまらず、事例報告を集合してデータベース化します。このデータを用いて**体系的集合分析**を行い、対応策を提案して、実施後の効果を評価し、**フィードバック・コントロール**（インシデント・アクシデントの再発防止）やフィードフォーワード・コントロール（インシデント・アクシデントの発生予防）を通じてさらに対応策効果を高めてゆきます。[3]　この方法は**クリティカルパス**を作成する過程で用いられた方法と同じです。病院の多くはインシデント・アクシデントのデータベースを有しているので、この方法の適用が可能であり、介入効果の計量的確認が可能となります。

4-4 医療安全と医療の質の関係

　この節では**医療安全**と**医療の質**との関係について述べることにします。医療安全とは、「日常の医療提供でEBMやハードウエア、ソフトウエア、ヒューマンウエア、システムの視点から医療が適切に提供されているかの確認やインシデント・アクシデントの予防対応」（EBM：Evidence Based Medicine＝科学的根拠に基づいた医療）と考えています。医療安全を推進するのが**医療安全管理**です。見方を変えれば、医療安全は、「不適切な医療が提供されていないか、なすべき医療行為が見逃されていないかの確認プロセス」といえます。

　医療安全には**フィードバック・コントロール機能**と**フィードフォーワード・コントロール機能**が不可欠です。フィードバック・コントロール機能は不適切な医療が提供された場合、適切な医療に戻す機能であり、フィードフォーワード・コントロール機能は不適切な医療のリスクを未然に取り去る機能です。2つの機能がバランスよく働くことにより適切な医療の提供が可能となります。

　これら2つの機能実態を確認するためには、医療安全をモニターして不適切な医療を発見して対応する**医療安全モニタリング**が必要です。医療安全モニタリングでは、医療者のみでなく患者の参加も必要であり、医療を提供する側と受ける側との情報共有により信頼できる医療安全モニタリングが可能になります。医療安全モニタリング指標としては多くの病院で**インシデント・アクシデント件数やレベル別件数**が用いられており、また、RCA等様々な分析ツールが活用されています[4]。

　医療安全モニタリングに類似するのが**リスクマネジメント**や**クライシスマネジメント**です[5]。リスクや事故を把握・分析して対応方法を決め、実践結果を評価する方法です。リスクへの対応方法として、**リスク回避**（リスクの高い工程の回避）、**リスク低減**（事故防止対策）、**リスク移転**（専門病院への紹介、損害賠償保険等）、**リスク保有**（事故が発生した際の対応マニュアル）が挙げられています。リスクマネジメントの導入当初は医療提供側から訴訟リスクを減少させるアプローチとされていましたが、後に患者の医療安全を対象とするようになってきました。ハード、ソフト、ヒューマン、マネジメントのリスク要因を迅速に把握・コントロールして医療安全を確保するアプローチです。

　医療安全については様々な理解があります。Charles Vincent教授は**患者安全**（Patient Safety）の視点から、患者安全を「医療プロセスから生ずる望ましくない転帰または障害を回避、予防、軽減すること」と定義しています[6]。　有害アウトカムや障害を主に対象とした考え方です。医療システムの機能からの医療安全の理解もあります。**フェイルセーフ**は、医療システムにトラブルや誤操作が生じても適正に対応できるシステム設計の考え方です。**フールプルーフ**は医療機器・器具の操作を誤っても事故に至らないというシステム設計の考え方です。かつて酸素と笑気ガスボンベのコネクトを間違えて死亡事故が発生したことがありますが、いまは間違ったコネクトができない設計になっています。いずれもヒューマンエラーを想定したシステム設計をしています[7,8]。　FMEA（Failure Mode and Effect Analysis）、FTA（Fault Tree Analysis）[9]もシスステム設計にエラーを想定した対応をしています。

　医療の質については、Institute of Medicine（1990年）の「個人や集団を対象に行われる医療が、望ましい健康状態をもたらす可能性をどれだけ高くするのか、その時々の専門知識にどれだけ合致しているのか、それらの度合い」との定義があります[10]。医療の質評価は**ドナベディアン**の構造（ストラクチャー）、過程（プロセス）、結果（アウトカム）の評価視点から様々な**臨床指標**（Clinical Indicator）、**医療の質指標**（Quality Indicator）が開発されています[11]。これらの指標を用いて個々の病院で医療の質改善が行われており、**ベンチマーク**（医療安全で優れた成果を上げている病院のデータや指標を基準にして、自院の安全状況を把握・評価）を用いた評価も行われています。またこれら指標や機能評価項目を用いて、日本医療機能評価機構、JCI（Joint Commission International）、ISO9001医療版は病院医療の質評価を行っています。厚生労働省においても、2010年度から「医療の質の評価・広報等推進事業」を行っており、病院団体が臨床指標開発等の事業を実施しています。

　臨床指標、医療の質指標では、病院全体指標、領域別指標、患者満足度指標、診療プロセスとアウトカムに関する諸指標が提案されています。予防医療に関する指標等では、平均在院日数、死亡率に関する指標、褥瘡に関する指標、異物残存に関する指標等多くの指標が用いられています。DPC包括報酬評価で用いられている、基礎係数、機能評価係数Ⅰ、機能

評価係数Ⅱの多くの指標も医療の質保証の指標として扱われています[12]。

　医療安全と質評価の関係ですが、医療安全を「不適切な医療が提供されていないか、なすべき医療行為が見逃されていないかの確認プロセス」として考えると、医療安全は最低限の医療の質を保障するアプローチであり、医療の質評価は医療安全を含み、それ以上の質向上を目指すアプローチと考えられます。医療安全、医療の質に関係する文献は数多く出版されています[14〜25]。

　医療安全ではインシデント・アクシデントのレベル別件数を用いることが多いのですが、**医療安全モニタリング**の視点からは全体を把握できる少数の指標が望ましいので、レベルやレベル別件数のような指標は大変有用です。他方、医療の質評価は臨床指標、医療の質指標で示されることが多いので、様々な視点からの安全評価が可能である反面、指標が多く、またアナログデータが多いので、指標の相対重視度、カットオフポイント（評価分類基準点）の在り方等が重要になってきます。

　医療安全と質評価を**マクロの視点**と**ミクロの視点**で対比することもできます。医療安全をインシデント・アクシデントのレベル別件数を用いて検討する場合は、医療安全を全体的に把握するマクロ的視点での分析になり、臨床指標、医療の質指標で把握する場合は、詳細な視点で医療の質を把握するミクロ的視点での分析になります。いずれの視点も重要であり医療安全や医療の質向上を推進していく上で両輪となることが期待されます。

4-5　チャレンジ〜貴院のインシデント・アクシデントの発生要因・種類

チャレンジ１：貴院の直近３ヶ月のインシデント・アクシデントの発生要因・種類を調べてみましょう。

チャレンジ２：その中で最も多いものを取り上げて、対応策を考えてみましょう。

【参考文献】
1）　文部科研基盤研究（B）. 病院の医療安全管理手法の開発と安全管理支援情報システムの開発に関する研究.（研究代表者　関田康慶）研究プロジェクトの WEB 調査データ（2012 年 11 月〜2013 年 1 月調査）分析結果.
2）　日本病院会（医療安全対策委員会・統計情報委員会）.『リスクマネジメントシステムに関する調査報告書』.（調査期間：平成 15 年 11 月 18 日〜12 月 5 日）.
3）　関田康慶, 柿沼倫弘.『衛生・公衆衛生学』山本玲子編著. 第 10 章「医療・福祉・介護 - 保健の制度とシステム」165-166. アイケイコーポレーション, 2021, 299.
4）　関田康慶, 佐藤美喜子, 石垣政裕, 渡辺正見.「病院医療安全におけるリスクパス発見方法の開発」. 医療情報学, 33, 2013, 474-477.
5）　石川雅彦.『RCA 根本原因分析法実践マニュアル』. 第 2 版. 医学書院, 2012, 228.
6）　日本リスク・マネジメント協会編, 山崎英樹, 乗越勇美, 川口整.『医事故防止のリスク・マネジメント：患者を守り、病院を守るには、システムづくりと人のマネジメント

が必要だ』．パル出版、2006．222.

7）Charles Vincent 著．『Patient Safety』．相馬孝博・藤沢由和訳．『Patient Safety 患者安全』原著第 2 版．篠原出版新社，2015．442.

8）河野龍太郎．『医療におけるヒューマンエラー：なぜ間違えるどう防ぐ』．第 2 版．医学書院，2014．190.

9）篠原一彦．『医療のための安全学入門：事例で学ぶヒューマンファクター』．丸善，2007．162.

10）鈴木順二郎ほか．『FMEA・FTA 実施法』．日科技連，1982．197.

11）嶋田元ほか．「診療の質測定：厚生労働省の推進事業」．日本内科学会雑誌，101（12），2012，3413-3418.

12）聖路加国際病院 QI 委員会編．福井次矢監修．『「医療の質」を測り改善する：聖路加国際病院の先駆的試み』．インターメディカ，2010．195.

13）日本病院会．『診療情報管理士テキスト 診療情報管理Ⅲ：専門課程』初版，2020，768.

14）嶋森好子（主任研究者・編集代表）．『医療安全対策ガイドライン：ヒヤリ・ハットや事故事例分析による』．じほう，2007．185.

15）杉山良子ほか．『セーフティ・マネジメント入門：患者と職員の安全を守るための羅針盤』．ライフサポート社，2013．333.

16）日本医療マネジメント学会監修，坂本すが責任編集．『5 日間で学ぶ医療安全超入門』．Gakken，2008．111.

17）上原鳴夫，黒田幸清，飯塚悦功，棟近雅彦，小柳津正彦．『医療の質マネジメントシステム：医療機関における ISO9001 の活用』第 2 版．日本規格協会，2004．333.

18）今中雄一編．『「病院」の教科書：知っておきたい組織と機能』．医学書院，2010．248.

19）三宅祥三監修・矢野真，棟近雅彦，河野龍太郎編著．『医療安全への終わりなき挑戦：武蔵野赤十字病院の取り組み』．エルゼビアジャパン，2010．161.

20）中島和江，児玉安司編．『医療安全ことはじめ』．医学書院，2010．312.

21）Patrice L Spath 著．東京都病院協会診療情報管理委員会監訳．『よくわかる医療安全ガイドブック』．Gakken，2008.

22）日本医療マネジメント学会監修．坂本すが編，武藤正樹編著．『ストレス要因別「妨げたはず」のエラーが起こる瞬間．：「なんでこうなるの？」30 のマンガ事例で学ぶ医療安全教室』メディカ出版，2015．153.（医療安全 BOOKS 4）.

23）北野達也，『病院管理学』監修者：山内一信，第 5 章「リスクマネジメント」87-126．同友館，2019，372.

24）長谷川友紀・藤田茂編著 日本医療マネジメント学会監修．『医療を管理する　安全を測る』．メディカ出版．2014．155.

25）相馬孝博著，日本医療マネジメント学会監修．『これだけは知っておきたい WHO 患者安全カリキュラムガイド』．2013．135.

医療安全管理指標とインシデント・アクシデント・レベル

〈 概要 〉

　医療安全モニタリングには医療安全管理指標が必要です。管理指標の変動を見ることにより医療安全管理状態が把握可能になります。ここでは病院でどのような管理指標がどの程度使われているかについて、協力病院による WEB 調査に基づいて紹介します。調査では医療安全管理指標としてインシデント・アクシデント・レベル別件数を活用している病院が多かったのですが、レベル別分類も各々の病院で定義が異なり、様々に分類して使われているので、どのようなレベル別分類が用いられているかその概要について紹介します。病院で用いられているインシデント・アクシデント・レベル別分類として、中小病院で多く用いられているレベル別分類と大中規模病院で用いられているレベル別分類の 3 標準分類タイプが多くを占めています。

KEYWORD

医療安全管理指標、WEB 調査、インシデント・アクシデント・レベル分類、報告件数、発生件数、インシデント・アクシデント・レベル別件数、レベル判定者

5-1 医療安全管理指標と役割

　医療安全管理水準を把握するのにどのような指標を用いているか病院対象に調べたところ図 5-1 のような結果が得られました（文部科学省　科学研究費助成事業（以下、文部科研と略称）基盤研究（B）「病院の医療安全管理手法の開発と安全管理支援情報システムの開発に関する研究」（代表者　関田康慶）による、全国の 150 床以上急性期病院対象、WEB 調査、192 病院回答、2013 年 10 月〜2014 年 1 月調査）。回答は複数回答です。図の中の 123 件 /192 人の人は回答者数で病院数に対応しており、123 件 /192 人はこの項目の発生確率を示しています。図は WEB 調査で自動集計された最終結果です。

　医療安全モニタリング指標として病院が用いている測定指標は、多い順に**インシデント報告件数**、**インシデント・アクシデント・レベル別件数**、**アクシデント報告件数**で、測定指標がない病院もありました。インシデント・アクシデント・レベル別件数は、インシデント報告件数、アクシデント報告件数の情報も反映しているので、これらの指標は病院の医療安全モニタリング指標として重要であり、現状では多くの病院で活用されています。インシデン

1. インシデント報告件数	123件/192人		64%
2. インシデント発生件数	33件/192人		17%
3. アクシデント報告件数	108件/192人		56%
4. アクシデント発生件数	45件/192人		23%
5. インシデントとアクシデントの比率	38件/192人		20%
6. 患者あたりのインシデント発生率	18件/192人		9%
7. 患者当たりのアクシデント発生率	17件/192人		9%
8. インシデント・アクシデント・レベル別件数	111件/192人		58%
9. 研修会の開催回数	60件/192人		31%
10. 医療安全管理委員会の開催回数	31件/192人		16%
11. 測定指標はない	39件/192人		20%
12. その他（　　）	11件/192人		6%

図 5-1 医療安全管理水準の指標

文部科研基盤研究（B）「病院の医療安全管理手法の開発と安全管理支援情報システムの開発に関する研究」（研究代表者　関田康慶）研究プロジェクト、全国の150床以上急性期病院対象WEB調査データ、192回答病院、2013年10月〜2014年1月調査

ト、アクシデントの**報告件数**と**発生件数**に大きい差があるのは（図5-1）、発生件数（発生確率）を医療安全水準指標として採用している病院が少ないことを表しており、病院にとって必要な医療安全モニタリングが充分とは言えないことを示しています。

　インシデント・アクシデント・レベル別件数は、医療安全管理水準をモニタリングする指標の役割を担っており、医療事故の重要要因や種類、医療事故の未然予防・対応策の検討が可能になります。

5-2 インシデント・アクシデントのレベル分類

　インシデント・アクシデントには、健康被害の程度に対応したレベルが定められています。
　病院がどのような**インシデント・アクシデント・レベル**を用いているか調べたところ（文部科研基盤研究（B）「病院の医療安全管理手法の開発と安全管理支援情報システムの開発に関する研究」（代表者　関田康慶）研究プロジェクトの**WEB調査**、全国150床以上急性期病院対象、318病院回答、2012年10月〜2013年1月）、様々なレベルが用いられていることがわかりました。
　回答病院は318病院で多い順に次のようなレベル段階になっていました。
・レベル0〜5、またはレベル1〜6で、レベル3aと3b等の分岐が1か所の7段階…84病院
・レベル0〜5、またはレベル1〜6で、レベル3aと3b、レベル4aと4b等の分岐が2か所の8段階…78病院
・レベル0〜5、またはレベル1〜6の6段階…60病院
・レベル0〜5で、レベル0が0.01、0.02、0.03に分岐、レベル3aと3b、レベル4aと4b等の分岐が2か所の10段階…20病院
・レベル0〜4、またはレベル1〜5の5段階…16病院

これら以外の段階もありましたが、11段階以上の病院はなく、2段階の病院が7病院ありました。調査では0レベルが3段階の病院がありましたが、病院の各HP（ホームページ）を検索すると0レベルが4段階の病院も見られました。

　最近では0レベルの報告を義務付けない病院もありますが、0レベルのインシデントでも重大事故につながるリスクのある場合は特に安全対策が必要になります。規格が複数種類ある薬剤や名称が似ている、同じ名称で濃度が異なる薬剤もあります。キシロカイン2%と10%の取り違えは、レベル0のヒヤリハットにとどまらず、注射ワンショットによる死亡事故につながった結果、販売が中止されました。また患者に薬物アレルギーがあることを確認せず薬剤を注射しようとして、直前に患者から過去にアナフィラキシー・ショックを起こしたことを聞き寸前に注射を回避した場合も0レベルです。もし注射していればアナフィラキシー・ショックを起こし危険な状態になった可能性があるので、0レベルといえども確認の安全対策を徹底する必要があります。

　インシデント・アクシデント・レベル分類はいくつか種類がありますが、よく用いられている例として標準タイプA、標準タイプB、標準タイプCの3つを紹介しておきます。

　標準タイプAは**表5-1**のような分類です。レベル分類は7段階で、0〜2までがインシデント、3〜6までがアクシデント・レベルになっています。0〜2までのインシデントでは健康被害が出ていないヒヤリハット段階、3以上が健康被害の出る医療事故段階です。大阪府保険医協会、その他多くの中小病院でよく用いられています。レベル2以上をアクシデントとしている病院もあります。標準タイプAの病院では、レベルの説明内容は必ずしも同じでない場合がありますが、内容的には差異が少ない表現になっています。

　国立病院機構や地域医療機能推進機構（JCHO）では、標準タイプBの**表5-2**のような分類になっています。3のレベルがaとbにさらに分類されており、3aまでをインシデント、3b以上をアクシデントとしています。レベルは**順序尺度**であり、数が大きくなる程健康被害の程度が大きくなり、a、bの場合はbのほうの健康被害が大きくなります。大中規模の病院の多くはこの分類を用いています。

表5-1 インシデント・アクシデント・レベル分類（標準タイプA）

インシデント	0	間違ったことが発生したが、患者には実施されなかった
	1	間違ったことが患者に実施されたが、それによる実質的な影響はなかった
	2	間違ったことが患者に実施されたが、影響の有無については経過観察の必要があると判断された
アクシデント	3	事故により心身に何らかの影響を与え、観察強化や検査の必要性があると判断された
	4	事故のために治療の必要が生じたか、本来必要なかった治療で入院日数が増加すると考えられた
	5	事故により機能障害を残す可能性が大であると考えられた
	6	事故が死因となった

参考資料：大阪府保険医協会、他病院HP（ホームページ）

5章　医療安全管理指標とインシデント・アクシデント・レベル

表5-2 **インシデント・アクシデント・レベル分類（標準タイプB）**

影響レベル	内容	障害の程度及び継続性
レベル0	誤った行為が発生したが、患者には実施されなかった場合（仮に実施されたとすれば、何らかの被害が予想された）	なし
レベル1	誤った行為を患者に実施したが、結果として患者に影響を及ぼすには至らなかった場合	なし
レベル2	行った医療又は管理により、患者に影響を与えた、又は何らかの影響を与えた可能性がある場合	なし
レベル3a	行った医療又は管理により、本来必要でなかった治療や処置（消毒、湿布、鎮痛剤投与等の軽微なもの）が必要となった場合	軽度〔一過性〕
レベル3b	行った医療又は管理により、本来必要なかった治療や処置が必要となった場合	中・高度〔一過性〕
レベル4	行った医療又は管理により、生活に影響する重大な永続的障害が発生した可能性がある場合	高度〔永続的〕
レベル5	行った医療又は管理が死因となった場合	死亡

※影響レベルaまでが「ヒヤリ・ハット事例（＝インシデント事例)」、レベル3b異常が「医療事故事例」
参考資料：国立病院機構、地域医療機能推進機構（JCHO）、他病院
国立大学病院は4のレベルがaとbにさらに分類されており、4の永続的な障害を軽度〜中等度、中等度〜高度に分けています。

表5-3 **インシデント・アクシデント・レベル分類（標準タイプC）**

影響レベル（報告時点）	障害の継続性	障害の程度	内容
レベル0	—	—	エラーや医薬品・医療用具の不具合が見られたが、患者には実施されなかった
レベル1	なし	—	患者への実害はなかった（何らかの影響を与えた可能性は否定できない）
レベル2	一過性	軽度	処置や治療は行わなかった（患者観察の強化、バイタルサインの軽度変化、安全確認のための検査などの必要性は生じた）
レベル3a	一過性	中等度	簡単な処置や治療を要した（消毒、湿布、皮膚の縫合、鎮痛剤の投与など）
レベル3b	一過性	高度	濃厚な処置や治療を要した（バイタルサインの高度変化、人工呼吸器の装着、手術、入院日数の延長、外来患者の入院、骨折など）
レベル4a	永続的	軽度〜中等度	永続的な障害や後遺症が残ったが、有意な機能障害や美容上の問題は伴わない
レベル4b	永続的	中等度〜高度	永続的な障害や後遺症が残り、有意な機能障害や美容上の問題を伴う
レベル5	死亡	—	死亡（原疾患の自然経過によるものを除く）
その他	—	—	—

この中には、不可抗力によるもの、過失によるもの、予期せぬ事態などが含まれる。
参考資料：国立大学病院医療安全管理協議会、他病院
http://www.medsafe.net/contents/recent/35guideline.html

　他にもレベル分類があり、レベル2を2つに分けている分類もあります。病院によっては、レベル0を報告義務付けしない病院もあります。インシデントとアクシデントの2分類のレ

49

ベル分類をしている病院もあります。レベル分類は複数あり、国で定めた標準的レベル分類はありません。それぞれの病院にあったレベル分類を採用しているのが現状です。

　レベル分類が増えると、病院内のインシデント・アクシデント報告件数が少ない場合、各レベルの件数も少なくなりレベル分析が難しくなります。このため中小病院のレベル分類は、表5-1の分類が用いられる傾向にあり、大中規模の病院は、表5-2、表5-3のレベル分類を用いることが多くなります。ただし、規模の大きい病院でも、**報告件数**が少ない場合は、表5-1のレベル分類を用いることが、**医療安全モニタリング**や分析を行うのに適切といえます。

　インシデント・アクシデントのレベルの判定者や報告期限は病院により様々です。レベル判定を**医療安全管理者**が行っている病院、分類レベルによりレベル判定者が異なる病院、職員がレベル判定を行っている病院、職員と医療安全管理者がダブルチェックを行っている病院等多種多様です。複数でのレベル判定では、判定のばらつきが出ないよう、研修やピアレビューが必要になります。

5-3 チャレンジ～貴院のインシデント・アクシデントの指標、レベル別報告件数

チャレンジ１：貴院の医療安全指標を確認しましょう。

チャレンジ２：直近のインシデント・アクシデントのレベル別件数を確認しましょう。

6章

インシデント・アクシデントのレベルピラミッド

〈 概要 〉

　インシデント・アクシデントの発生確率とレベルの関係を論じています。レベル件数は発生確率との関係で階層構造のピラミッド形態になることを示し、医療安全ピラミッドとして解説しています。また実際に WEB 調査データを用いて医療安全ピラミッドを検証しています。データから、医療安全ピラミッド構造を紹介し、重大事故件数：軽中度な事故件数：軽微・ヒヤリハット件数の比を明らかにしています。複数の段階レベル件数を用いた、おそらく世界初の医療安全ピラミッドレベルの件数を示しています。インシデント・アクシデントの発生件数と報告件数の違いを示し、いずれの件数も延患者数で標準化しないと時系列比較等が不正確であることを説明しています。医療安全ピラミッドを件数規模の大きさ危険度と重大事故割合危険度比較の２つの視点からモニタリングできることを解説しています。

KEYWORD

発生確率、チェックポイント、ハインリッヒの法則、医療安全ピラミッド、ピラミッド構造、WEB 調査、医療安全ピラミッド件数比、発生件数、報告件数、標準化件数

6-1 インシデント・アクシデント発生確率とレベルの関係

　インシデント・アクシデントには、知識・技術不足、勘違い、コミュニケーション不足等の**ヒューマンエラー**が関係しているので、業務に関与する複数人によるチェックが必要になります。医師が薬剤や処方量を間違って指示しても、処方監査や看護師の気づき、場合によっては患者がいつもの処方と違うので看護師に質問する等で、間違いが発見されることもあります。発見されれば処方の修正が行われますが、発見されなければインシデント・アクシデントが発生することになります。

　インシデント・アクシデントの発生を予防するには、複数の関係者のチェックや１人でのダブルチェックが必要になります。例えばある業務でA、B、C、Dの４段階の**チェックポイント**があった際に、A～Dまで全ての関係者が間違いを発見できないことは珍しいので、そのようなことが起こる確率は低くなります。他方すべて見逃した場合、結果は重篤なアクシデントにつながることがあります。

A → B → C → D 　　A～Dすべてのチェックポイントをすり抜ける確率は低い
　　　　　　　　　　すべてのチェックポイントをすり抜ける場合、重篤なアクシデント
　　　　　　　　　　になる可能性が高まる

事例：主治医は患者が**造影剤のアレルギー**があることをカルテでチェックしておらず（A）、造影CT検査をオーダーしてしまいました。その後主治医は検査を中止する変更をしましたが（B）、放射線部では患者のアレルギーについて確認せず、前の指示通り造影CT検査を実施してしまいました（C）。検査後患者は**急性アナフィラキシーショック**を起こし（D）死亡しました。

　この事例では、A：主治医が患者のカルテ情報を見逃した、B：主治医が検査中止を関係者に明確に伝えなかった、C：放射線部は患者のアレルギーについて確認せず、また検査中止の情報を把握できてなかった、D：急性アナフィラキシーショックに対応できなかった、というA～Dの**チェックポイント**がありましたが、いずれもチェックをすり抜けてしまい患者の死亡に至りました。

　Aのチェックポイントで、主治医がカルテ情報から患者が造影剤アレルギーのあることを把握していなかったとしても、放射線部で患者にアレルギーの確認をしていれば、また途中で検査中止オーダーをしているので、放射線部が気づいていれば検査は避けられた可能性があります。造影CT検査を実施したとしても、急性アナフィラキシーショックの可能性を考えた事前の対応ができていれば死亡に至らなかったと思われます。患者が過去に造影剤アレルギーがなくても、造影CT検査で初めてアレルギーが起こることはまれなことではありません。このようにどこかのチェックポイントが機能していれば事故は回避されるし、チェックができなければ死亡事故につながることになります。

　図6-1は、このプロセスを示しており、Aで見逃しがありチェックできず、Bで発見されるA→Bの過程が起こる確率よりも、AとBで見逃しがあり、Cで発見されるA→B→Cの過程の確率の方が小さいことを示しています。何人もが見逃す場合の確率が低いことを示しています。しかし見逃しが多くなる程、事故が重篤になることがあるので、見逃しを防ぐ対応が重要になってきます。チェックポイントは業務との関係を考慮したうえで多い方が良いといえます。

インシデント・アクシデント発生（ヒューマンエラーが多い）

A～D：チェックポイントですり抜け
業務との兼ね合いでチェックポイントは適度に多い方が良い

A→B→C→D　⇒　アクシデント発生
A→Bよりも　　A→B→Cの発生確率が低い
A→Bよりも　　A→B→Cのアクシデントレベル高い
突発的に見えるアクシデントでも事前にインシデントあり

図6-1 **インシデント・アクシデントの発生確率と事故の重篤度**

出典：著者等科研費研究グループ作成

　突発的に見えるアクシデントでも、事前に類似のインシデントの発生があることが多いので、インシデントの分析も重要になります。

　上記の医療業務チェックポイントの考えに近いものとして、**スイスチーズモデル**がありますが、このモデルは医療事故が複数の要因で発生するという視点で説明されています。すでに述べたチェックポイントの考え方は、医療業務過程でチェックポイントが複数あり、チェックの見逃しによりどの程度の医療事故になるかを説明しています。

　医療業務で**チェックポイント**をすり抜ける確率が低くても、業務が多くなると業務ごとのインシデント・アクシデント件数が増えるので、チェックポイントをすり抜ける確率をできるだけ低くしておく必要があります。

6-2 ハインリッヒの法則と医療安全ピラミッドによる見える化

　労働災害における有名な経験則に**ハインリッヒの法則**がありますが、これは森林労働災害事故の発生について、1件の重大事故の背後には、重大事故に至らなかった29件の軽微な事故が隠れており、さらにその背後には、ヒヤリハット（事故には至らなかったが、ヒヤリとしたりハッとしたりする危険な状態）が300件あるという経験法則です。5000件以上のケースから導き出された法則で、「1：29：300の法則」とも呼ばれており、**ピラミッド構造**を示しています（図6-2）。

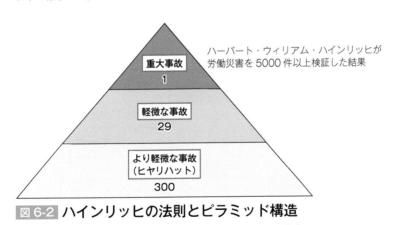

図6-2 ハインリッヒの法則とピラミッド構造
出典：ハインリッヒの法則に基づいて著者等科研費研究グループ作成

　医療安全分野でも似たようなことが起こっている可能性があり、次のようなことが医療分野で経験されています。

○重大な事故の件数は軽い事故件数よりも少ない
○間違った医療行為を複数の人が見逃す可能性は低く、見逃した場合重大事故につながることがある

診療の複数チェックポイントで多くの見逃しが発生する確率は低く、複数見逃がされた場合の事故の重篤性が高まることを考えると、レベル 0 の件数が最も多く、次にレベル 1、レベル 2、……レベル 6 の順に事故件数が少なくなる**ピラミッド**が想定されます。インシデント・アクシデント・レベルは事故の重篤性の順序尺度になっているので、件数でいえば次の関係式（不等式）が想定されます。

　レベル 0 の件数　＞　レベル 1 の件数　＞　レベル 2 の件数　＞　…　＞　レベル 6 の件数

　このことは、レベル件数が**ピラミッド構造**になっていることを意味しています。重大な事故、中度の事故、軽微な事故に当てはめると、医療安全ピラミッドが想定されます。これは病院全体の医療安全三角形ですが、その背後に病棟別や事故要因別等の三角形が断面として隠れているので**医療安全ピラミッド**（モデル）と名付けています。

　図 6-3 はレベルの件数を示したものですが、レベル K＋1 の事例 M 件をレベル K の件数 N で割った数値が P_1 となっています。見方を変えれば、レベル（K＋1）の件数は、レベル K の件数 N から確率 P_1 で発生していることを表しています。レベル K からレベル（K＋1）に医療危険度が上がる確率を P_1 とすると、レベル（K＋1）の件数 M は、N × P_1 になります。

　同様にレベル（K＋1）からレベル（K＋2）に**医療危険度**が上がる確率を P_2 とすると、レベル（K＋2）の件数は、M × P_2 になります。このモデルは、レベル間の関係を 1 段階ごとに考えていますが、実際にはレベル K からレベル（K＋4）に遷移するケースも考えられますが、上位レベルになるほど件数が減ってくるので、ピラミッド構造は維持されると考えています。

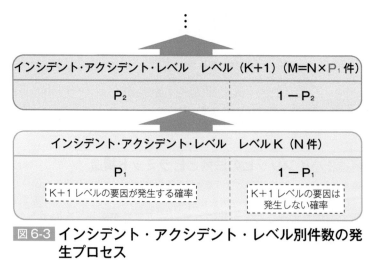

図 6-3 インシデント・アクシデント・レベル別件数の発生プロセス

出典：著者等科研費研究グループ作成

6-3 病院の医療安全ピラミッドの実態

　実際に病院の実態を調べてみると（文部科研基盤研究（B）「病院の医療安全管理手法の開発と安全管理支援情報システムの開発に関する研究」（研究代表者　関田康慶）研究プロジェクトの**WEB 調査データ**、2012 年 11 月〜2013 年 1 月調査、全国 150 床以上急性期病院対象、回答 318 病院）、図 6-4 のように、WEB 調査前年度のある A 病院の年間インシデント・アクシデント報告件数を見ると、レベル 5、6 はそれぞれ 1 件数ですが、それ以外は**レベルピラミッド**の構造になっています。

　6 段階レベル採用の 36 病院のレベル件数を中央値でみると、図 6-5 のようなレベル構造になっています。このピラミッド構造ではレベル 0 の件数がレベル 1 の件数よりも少なくなっていますが、このような事例は他の病院でも見られます。レベル 0 については、報告を義務化せず努力義務にしている病院やレベル 0 は軽度な事態と認識して報告しないケースがあるからです。レベル 0 を除けばおおむねレベルピラミッドの形態になっているようです。もしもこのような**レベルピラミッド構造**になっていなければ、レベル報告の実態に問題があるということになります。

　病院の医療安全構造を、**6 段階レベル** 36 病院のデータの中央値を用いて**ハインリッヒの法則**のように比率を求めてみます。図 6-5 の医療安全ピラミッドのレベル 4、5 をハインリッヒの重大事故に対応させ、**重大事故**とし、レベル 2、3 を軽微な事故に対応させて**軽中等度事故**、レベル 0、1 を**ヒヤリハット**に対応させ軽微・ヒヤリハットとすると、重大事故件数は 1 件、軽中等度事故は 112.5 件、軽微・ヒヤリハットは 487.5 件になります。小数点以下を四捨五入すると、軽中等度事故は 113 件、軽微・ヒヤリハットは 488 件の整数が得られます。この場合、病院の**医療安全ピラミッド件数比**は次のようになります（軽微・ヒヤリハットは、軽微なインシデントとヒヤリハットの複合を意味しています）。

（6 段階のインシデント・アクシデント・レベルを採用）

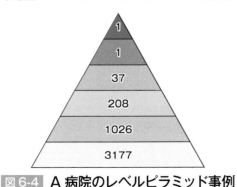

図 6-4 **A 病院のレベルピラミッド事例**

出典：WEB 調査データに基づいて著者等科研費研究グループ作成

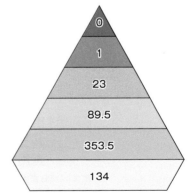

図 6-5 **インシデント・アクシデント件数中央値（医療安全ピラミッド 6 段階採用 36 病院）**

出典：WEB 調査データに基づいて著者等科研費研究グループ作成

6段階36病院の3段階中央値の比

重大事故件数：軽中等度事故件数：軽微・ヒヤリハット件数　＝　1：113：488

得られた医療安全データでは、重大な医療事故1件発生の背景には、重大な医療事故にはいたらなかった113件の軽中等度事故があり、さらに軽微・ヒヤリハットが488件あることが明らかになりました。これは**医療安全ピラミッド6段階レベル**36病院のデータの中央値を用いた結果です。

ただし図6-5の中央値を用いたピラミッドはレベル0件数がレベル1件数より少なくなっていてピラミッド構造になっていません。そこでレベル0の件数がレベル1の件数よりも多い6段階レベル8病院についてそれぞれレベル0の件数とレベル1の件数比を求め、これらの平均をとると6.13となります。この数値を用いて軽微・ヒヤリハット件数をピラミッド構造に合わせて補正すると

ヒヤリハット件数補正値　＝　軽中度の事故113件×6.13 ＝ 692.6（約693）

の補正値が得られました。補正による比を新たに求めると次のようになります。

6段階36病院の3段階中央値の補正比

重大事故件数：軽中度の事故件数：軽微・ヒヤリハット件数　＝　1：113：693

この比から、重大事故件数1件の背景には、軽中等度の事故が113件程度発生し、693件程度の軽微・ヒヤリハットがあることを意味しています。図6-6は補正値も入れたピラミッド（医療事故等の**レベルピラミッド**）を表しています。

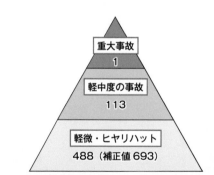

図6-6 医療事故等の3段階変換レベルピラミッド（6段階レベル採用36病院）

出典：WEB調査データに基づいて導出された6段階36病院の医療事故等の3段階レベルピラミッド、著者等研究グループ作成

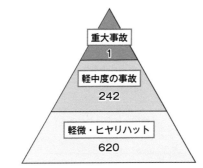

図6-7 **医療事故等の3段階変換レベルピラミッド：複数段階レベル採用（107病院）**

出典：WEB調査データに基づいて導出された107病院の医療事故等の3段階レベルピラミッド
著者等研究グループ作成

　図6-6は6段階レベルの医療事故等のレベルピラミッドでしたが、次のように7段階、8段階のレベルを用いている病院があります。

6段階（36病院）：レベル0、1、2、3、4、5
7段階（32病院）：レベル0、1、2、3a、3b、4、5
　　　　　　　　　レベル0、1、2、3、4、5、6
8段階（39病院）：レベル0、1、2、3a、3b、4a、4b、5

　これらの各段階を次のように、軽微・ヒヤリハット、軽中度の事故、重大事故に分類すると、6〜8段階が3段階に集約されます。150床以上の急性期病院を対象とした全国調査により回答を得た107病院の3段階のそれぞれの段階の**報告件数データ**を用いて段階のそれぞれの中央値を求めると、図6-7のような3段階に変換した医療事故等レベルピラミッドが得られます。この図は100以上の急性期病院（150床以上）のデータから得られた3段階の医療事故等レベルピラミッドモデルとしておそらく世界初の医療安全ピラミッド図です。

6段階は、レベル0、1、｜　2、3、｜　4、5……レベル0、1（軽微・ヒヤリハット）、レベル2、3（軽中等度事故）、レベル4、5（重大事故）
7段階は、レベル0、1、｜　2、3a、3b、｜　4、5……レベル0、1（軽微・ヒヤリハット）、レベル2、3a、3b（軽中等度事故）、レベル4、5（重大事故）
8段階は、レベル0、1、｜　2、3a、3b、｜　4a、4b、5……レベル0、1（軽微・ヒヤリハット）、レベル2、3a、3b（軽中等度事故）、レベル4a、4b、5（重大事故）

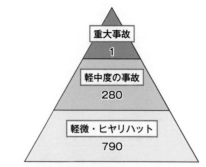

図6-8 医療事故等のレベルピラミッド（報告件数を延入院患者数で標準化した83病院）

出典：WEB調査データに基づいて導出された83病院（報告件数を延入院患者数が標準化）の医療事故等レベルピラミッド　著者等研究グループ作成

図6-7のレベルピラミッドから、重大事故件数、軽中度事故件数、軽微・ヒヤリハット件数の比を重大事故件数を1として求めると次のようになります。

重大事故件数：軽中等度事故件数：軽微・ヒヤリハット件数　＝　1：242：620

この比から1件の重大医療事故の背景には、242件の軽中等度の医療事故があり、さらにその背景には、620件の軽微・ヒヤリハットがあることを意味しています。逆に見ると、軽微・ヒヤリハット件数が620程度で重大事故が1件発生していることを意味しています。

6段階レベル36病院と6〜8段階107病院の**重大事故件数、軽中度事故件数、軽微・ヒヤリハット件数**の比は少し異なっています。7、8段階レベルの病院は軽中度の割合が6段階レベルの病院に比較して約2倍になっています。

この解釈ですが、**6段階レベル、7段階レベル、8段階レベル**の300床以上の病院割合を見ると、それぞれ31％、41％、46％になっており、段階レベルが増えると病床規模の大きい病院割合が増えています。病床規模に対応して延入院患者数も多くなっています。調査対象は急性期病院であるので、7、8段階レベルの病院は6段階レベル病院よりも相対的に高度急性期の患者を数の面からより多く診療していることが想定されます。このことから6段階レベル36病院に対して7、8段階レベルの病院の方が、軽中度事故件数比が大きくなっているものと推察されます。しかし軽微・ヒヤリハット件数に関しては、6段階レベル36病院の補正値とほぼ同等になっています。

図6-7のレベルピラミッドは、インシデント・**アクシデント・レベル別報告件数**の実データで計算されたもので、病院規模の大きさを反映したピラミッドです。そこで病院規模の影響を取り除いたレベルピラミッドにも言及しておきます。方法は、インシデント・アクシデント・レベル報告件数を**延入院患者数**1000人当たりで標準化してレベルの中央値を計算し、それに基づいてレベルピラミッドを作成します。図6-8は病院規模の影響を取り除いたレベルピラミッドです。インシデント・アクシデント・レベル別報告件数を延入院患者数で標準化しているため、病院数は83病院（延入院患者数の報告病院）に減っています。

　病院規模（延入院患者数）を反映した図6-7のレベルピラミッドと病院規模の影響を取り除いたレベルピラミッド図6-8を比較すると、病院規模の影響を取り除いたレベルピラミッドの方が、**軽中等度の事故**や**軽微・ヒヤリハット**が相対的に大きくなっています。

　この解釈ですが、病院規模（延入院患者数）の影響を取り除くことにより重大事故が相対的に減少し、結果的に軽中等度の事故やヒヤリハットが増加したのではないかと思われます。また、2つのレベルピラミッドの分析対象病院の特性が少し異なっているので、このことにも影響されている可能性もあります。

6-4 発生件数と報告件数の関係と標準化件数

　インシデント・アクシデントの**報告件数**と**発生件数**は意味が異なります。2つを混在している病院がありますが、明確に分けて考えることが重要です。報告件数は1つの事故について多くの関係者が報告するので多い方が**医療安全性**を高めることができます。他方、報告が同一のインシデント・アクシデント事案に関係している場合、複数の報告でも発生件数は1つになります。このため発生件数は少ない方が安全性に優れています。したがって、報告件数は多いほどよく、発生件数は少ない方がよいということになります（図6-9）。

　　レベル別件数は患者数・職員数で標準化
　　① 報告件数（多いほど良い）
　　② 発生件数（少ない方が良い）
　　③ 報告件数と発生件数の比（安定が良い）
　　　のモニタリングが必要
　　報告件数：職員入力
　　発生件数：安全管理室（RM・SM入力）

図6-9 報告件数と発生件数
出典：著者等研究グループ作成

　インシデント・アクシデントの報告者は病院により異なりますが、発生場所にいる職員が報告するのが一般的です。詳細を知っているからです。他方、発生件数は複数の報告から**安全管理者**・管理室（RM、SM）が確認する方法が推奨されます。職員からの報告がレベルを含むものであれば、同一インシデント・アクシデントにレベル差が生じることがあるのでレベル判定基準が必要です。基準適用のばらつきを防ぐため、レベル判定を安全管理者が行っている病院もあります。

　報告件数や**発生件数**は多くの病院で**患者数の標準化**をすることなく使われているようです。同じ事故発生確率でも、患者数が異なると発生件数は異なります。このため報告件数、発生件数は延患者数で補正する**標準化**が必要です。

【発生件数と報告件数の標準化】

　どのように**標準化**を行うかですが、入院患者数、入院患者数と外来患者数、職員数で標準化する場合、著者等研究グループは次のような標準化レベル別件数を計算しています。

　○入院患者数を用いる場合の**標準化レベル別件数**（1000人当）＝
　　レベル別件数　／　延入院患者数×1000

　○入院患者・外来患者数を用いる場合の**標準化レベル別件数**（1000人当）＝
　　　入院患者の標準化レベル別件数（1000人当）　＋　外来患者レベル別件数　／
　　　（延外来患者数×3）×1000
　　延外来患者数×3：延外来患者数は延入院患者数の3分の1として計算しています。

　職員数で標準化する場合は、
　○職員数を用いる場合の標準化レベル別件数（1000人当）＝
　　レベル別件数　／　延べ職員数×1000

　このように標準化した報告件数、発生件数を用いないと正確な医療安全水準を把握できません。

6-5　医療安全ピラミッドの大きさ比較と尖り度比較

　医療安全ピラミッドの大きさは、レベルごとの件数を反映しており、ピラミッドが大きいほど医療安全のインシデント・アクシデントの危険度が件数規模の視点から高いことを表しています。病院にとっては、ピラミッドの大きさをいかに小さくするかが重要課題となります。他方、ピラミッドの尖りが大きいと重大事故割合が大きいことを示しているので、病院にとってはいかにピラミッドを平たくするかが重要課題となります。

　図6-10は、ピラミッドの**件数規模の大きさ危険度**を比較しています。ピラミッドAとピラミッドBのレベル件数割合は同じですが件数が違います。この場合、ピラミッドBがピラミッドAより大きいので、ピラミッドBの方が医療安全面から件数規模の面で危険であることがわかります。

　図6-11は、ピラミッドの**重大事故割合危険度**を比較しています。ピラミッドCとピラミッドDはレベル件数が同じです。この場合、ピラミッドDの方がピラミッドCより尖っているので、ピラミッドDの方が**重大事故割合**が多くなり、ピラミッドの重大事故割合危険度が大きいことがわかります。

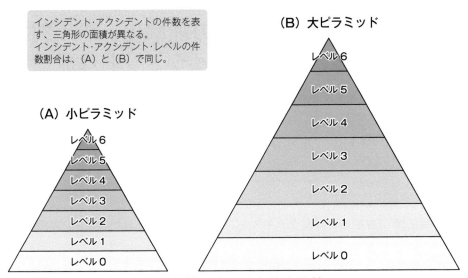

図6-10 ピラミッドの件数規模の大きさ危険度比較

出典：著者等研究グループ作成

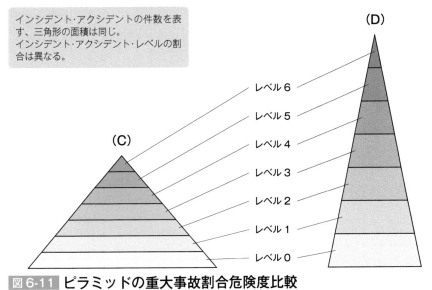

図6-11 ピラミッドの重大事故割合危険度比較

出典：著者等研究グループ作成

6-6 チャレンジ～貴院での標準化レベル別件数計算と医療安全ピラミッド作成

チャレンジ1　貴院全体入院での2ヶ月前の標準化レベル別件数を計算してみましょう。

チャレンジ2　この標準化レベル別件数を用いて貴院の医療安全ピラミッドを作成してみましょう。

【参考文献】

1)　日本病院会.『診療情報管理士テキスト 診療情報管理Ⅲ：専門課程編. 初版』. 2020. 768.
2)　文部科研基盤研究（B）.「病院の医療安全管理手法の開発と安全管理支援情報システムの開発に関する研究」.（（研究代表者　関田康慶）研究プロジェクトのWEB調査データ（2012年11月〜2013年1月調査））分析結果.

医療安全ピラミッドの件数
大きさ危険度のグラフ化

〈 概要 〉

　医療安全ピラミッドの件数大きさ危険度を累積グラフ化する方法を説明しています。累積グラフを用いた時系列比較や部門間比較について説明しています。時系列比較の場合、月のインシデント・アクシデント・レベル別件数が少ない場合は複数月を1単位とした分析を推奨しています。比較は部門間比較、病棟間比較、診療科間比較、病院間比較等が可能です。時系列比較にしても部門間比較にしても、インシデント・アクシデント・レベル別件数の標準化が必要です。特に部門間比較の場合は、標準化をしないと無意味な分析になります。

KEYWORD

医療安全ピラミッド、件数大きさ危険度、累積件数、累積グラフ、時系列比較、部門別比較、診療科比較、インシデント・アクシデント・レベル、レベル別件数の標準化、標準化レベル別件数

7-1 医療安全ピラミッドの件数大きさ危険度累積グラフ化

　医療安全ピラミッドの件数の大きさを比較することはできますが、実際にピラミッドを作成することは難しい作業です。そこで、横軸にインシデント・アクシデント・レベルを、縦軸にインシデント・アクシデント累積件数をとり、ピラミッドの0レベルから**累積件数**を次のように求めます。

　レベル1の累積件数＝レベル0の件数＋レベル1の件数
　レベル2の累積件数＝レベル0の件数＋レベル1の件数＋レベル2の件数
　………………
　レベル5の累積件数＝レベル0の件数＋レベル1の件数＋……レベル5の件数

この累積件数を横軸のレベルごとにプロットすると、図7-1 が得られます。
　レベルは離散量ですが、レベル間に連続性があるとみなしてレベル間を直線で結び曲線化して、**累積グラフ**と呼んでいます。2つの累積グラフはそれぞれピラミッドAとピラミッ

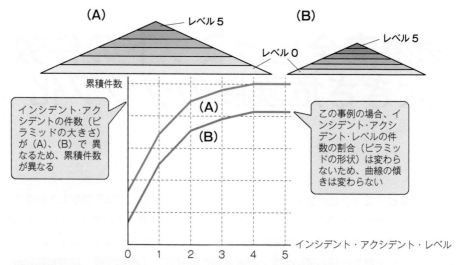

図7-1 医療安全ピラミッドの件数大きさ危険度累積グラフ比較

出典：著者等科研費研究グループ作成

ドBを反映しており、Aの累積グラフが、Bの累積グラフよりも上になっています。このことは、ピラミッドが大きい方の累積グラフが、小さい方の累積グラフよりも上になることを表しています。したがって、医療安全ピラミッドの大きさは、累積グラフの上下関係で分かります。どの程度の大きさの差があるかは、それぞれのレベルごとに**インシデント・アクシデント累積件数**の差を視覚的に理解できるので実態把握が容易になります。

　実際にグラフを書く場合は、表7-1のように、月別にレベル別件数を記入します。この例では、3ヶ月間のデータを記入しています。累積グラフはレベル別件数の積み上げにより得られる件数のグラフなので、3ヶ月前では、表7-2のように、

　レベル1の累積＝レベル0の件数（50件）＋レベル1の件数（38件）＝　88件
　レベル2の累積＝レベル1までの累積件数（88件）＋レベル2の件数（31件）
　　＝　119件

表7-1 模擬データ（インシデント・アクシデント件数）

	レベル0	レベル1	レベル2	レベル3	レベル4	レベル5	レベル6	合計
3ヶ月前	50	38	31	14	6	1	0	140
2ヶ月前	45	35	31	12	2	0	0	125
1ヶ月前	45	32	25	9	0	0	0	111

表7-2 模擬データ（インシデント・アクシデント累積件数）

	レベル0	レベル1	レベル2	レベル3	レベル4	レベル5	レベル6
3ヶ月前	50	88	119	133	139	140	140
2ヶ月前	45	80	111	123	125	125	125
1ヶ月前	45	77	102	111	111	111	111

　　　　　　　　　　↑　　　　　↑
　　　　　レベル0＋レベル1　　レベル1（累積）＋レベル2　　レベル3〜6も同様に

レベル6の累積＝レベル5までの累積件数（140件）＋レベル6の件数（0件）

　＝　140件

になります。同様に2ヶ月前、1ヶ月前のデータを計算すると、表7-2が得られます。

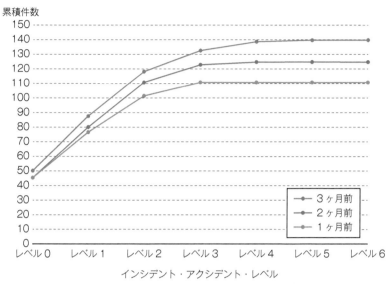

**図7-2　医療安全ピラミッドの件数大きさ危険度累積グラフ・
　　　　　3ヶ月間比較**

出典：著者等科研費研究グループ作成

　この**累積件数**を横軸のレベルごとにグラフ化すると、図7-2が得られます。このグラフのことを、「**医療安全ピラミッドの件数大きさ危険度累積グラフ**」と呼ぶことにします。累積件数が標準化されている場合は、「**標準化件数大きさ危険度累積グラフ**」と呼ぶことにします。

7-2　件数大きさ危険度累積グラフ化と時系列比較

　図7-2のように、**医療安全ピラミッド**は**時系列比較**が可能です。時系列比較は、

〇病院全体、部門、病棟、診療科、インシデント・アクシデント要因等で比較可能
〇前年度比較や2ヶ月や半年単位での時系列比較も可能
〇比較対象が病棟間などになると、インシデント・アクシデント件数が少なくなるので、複数月単位でのデータを用いた時系列比較が望まれます。たとえば、1〜3月、4〜6月、7〜9月、10〜12月のように、1年を4期間で時系列変化を調べることも可能です。

いずれも時間経過でインシデント・アクシデント・レベル別件数がどのように推移するかをモニタリングします。モニタリングができていなければ、病院の医療安全管理水準を把握することが難しくなります。

7-3 医療安全ピラミッドの件数大きさ危険度累積グラフによる部門間等比較

医療安全ピラミッドは、医療安全の様々な部門間等比較も可能です。

○ A 診療科と B 診療科の比較、A 病棟と B 病棟の比較、外科系病棟と内科系病棟の比較、A 要因と B 要因の比較、A 診断群分類と B 診断群分類の比較、系列病院 A と病院 B の比較。

○薬剤、検査等の部門間比較、病院間比較等においては、特に**インシデント・アクシデント・レベル別件数**の標準化が必要です。標準化をしない比較は無意味です。

○部門間比較はインシデント・アクシデント・レベル別件数の標準化の他に、部門毎の変動傾向を調べると変動要因を理解しやすくなります。

例：A 病棟 3 ヶ月間**標準化レベル別件数**と B 病棟 3 ヶ月間標準化レベル別件数の比較

図 7-3 は、A 診療科と B 診療科、A 病院と B 病院の標準化件数大きさ危険度累積グラフの比較を示しています。A 診療科の方が、B 診療科よりも医療安全ピラミッドが大きいことを示しています。

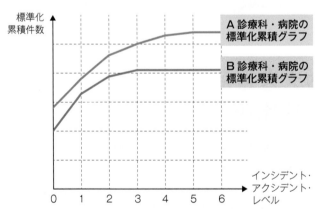

図 7-3 標準化件数大きさ危険度累積グラフ（診療科、病院間比較）

出典：著者等科研費研究グループ作成

7-4 チャレンジ～貴院データで累積グラフ作成

チャレンジ1：貴院の過去3ヶ月間の病院全体のレベル別件数を調べて累積グラフを描いて
　　　　　　みましょう。

チャレンジ2：貴院の過去3ヶ月間の病院全体の標準化レベル別件数を調べて累積グラフを
　　　　　　描いてみましょう。標準化には各月の延入院患者数を用いてください。

【参考文献】

1）関田康慶，柿沼倫弘，北野達也，佐藤美喜子，石垣政裕，渡辺正見.「医療安全管理モ
ニタリング方法の開発」. 医療情報学, 32, 2012, 492-495.

医療安全管理者が最初に直面する『壁』と
医療安全に必要な活用できるツールへの期待

仙台赤十字病院・医療安全推進室・医療安全管理者
藤野利子

インシデントレポートの集計・分析に関しては、発生件数を単純集計することも多いかと思います。本書の趣旨の1つであるデータを標準化しないと、期間中の当該施設・部署の安全に関連する状況の変化を客観的に評価・分析することが難しいということは分かっていても、実務を担当する者としては、具体的な方法論が分からないという大きな壁があると思います。

私は一看護師長でしたが、院内異動で医療安全管理者を拝命し、急に今までの経験だけでは即戦力にはならない環境に入りました。課題への取組の方法論が異なり、周囲への説明・評価にそれまで考えたことのない客観的なデータの提示が求められました。

医療安全管理者になる要件は、養成研修を40時間以上受講することです。講義内容は研修を開催している団体により少しずつ異なっています。医療安全は内容が多岐にわたり、40時間に盛り込むには取捨選択の必要に迫られた結果、「データ分析・活用」にかける時間はどこもそう多くはないと思います。

昨日まで臨床現場の第一線にいた者が、今日からは報告された情報、収集した情報を扱って仕事をするため、不慣れなデータ処理で会議資料を作成するだけで膨大な時間を要するのは、本書で先生方が述べられている通りです。本来、現場の確認や検討・指導に割くべき時間も、（私だけかもしれませんが）慣れないデータの整理に割かれるという本末転倒な状況もあります。また、課題解決のためのデータ分析に関する知識も従来の教育課程での比重が低いため、「ワンオペ医療安全」と言われる状態の数多い医療安全管理者が困難に追い込まれている一因でもあると考えています。

「医療安全管理モニタリング情報システム」のお話を聞いた時、この点が解消されることに大きく期待しました。検証段階では、さすがに活用するための支援をいただかないと活用が難しい部分もありましたが、標準化されるという点では自施設の状況を客観視するツールとなれると思います。このような支援ツールが多数出現することで、「ワンオペ医療安全」でも効率・効果的に、本来の医療安全の底上げを考えられることに期待しています。

8章

報告漏れの発見方法と
対策・戦略

〈 概要 〉

　報告漏れは正確な医療安全モニタリングに支障をきたすので、報告漏れの要因を明らかにし、報告漏れを減らす対策・戦略について解説しています。報告漏れの発見方法として、1つの累積グラフから読み取る方法、報告件数と発生件数の比から発見する方法、カルテレビュー視点からの報告漏れ発見方法等があります。報告漏れ対策・対応戦略としては、報告漏れの要因への対策や、WEB調査から得られた対策・戦略を紹介しています。報告漏れ改善策の策定、実行（介入）と累積グラフを用いた介入効果測定方法が解説されています。この方法は報告漏れ発見のみでなく、介入効果を正確に把握するためのインシデント・アクシデント・ベースラインを導出する方法として有効です。

KEYWORD

報告漏れ、報告漏れ要因、報告漏れ発見方法、累積グラフ、報告件数、発生件数、報告件数と発生件数の比、カルテレビュー視点、報告漏れ改善策の企画、介入効果測定方法、インシデント・アクシデント・ベースライン

8-1 報告漏れの要因

　医療安全モニタリングにインシデント・アクシデント・レベル別件数を用いてきましたが、正確に医療安全状況を把握するには、**報告漏れ**をいかに減らせるかが重要課題です。見かけ上インシデント・アクシデント件数が少ない場合でも、報告漏れがあると信頼できる医療安全モニタリング情報にはなり得ません。

　報告漏れを防ぐには、報告漏れを起こしやすい要因を把握することから始めることです。一般的に表8-1のような要因で報告漏れを起こしやすいと考えられています。

　これらの要因は別々に見えますが、強い関連性があります。例えば、病院長や副院長の医療安全管理に対する意識が低いと、医療安全の組織風土が弱体となり、チームによる医療安全対応が不十分となり、報告漏れが起こり易くなります。また、医療安全に対する研修や教育も不十分になってしまう傾向になりがちで、インシデント・アクシデントの分析結果に対する関心が低くなり、報告記載時間が長い**インシデントレポート**の改善も積極的でなくなることが想像されます。これら報告漏れ要因を見ると、医療安全に対する管理者意識の重要性

表 8-1 医療安全を損なう報告漏れ要因

1	医療安全組織風土が弱体（医療安全の管理者意識）
2	チームによる医療安全対応が不十分（複数の報告）
3	医療安全に関する研修・教育が不十分（特に新人）
4	医療事故に対する処罰的雰囲気
5	レベル判断の解釈や規準の徹底に欠ける
6	低いレベルでは報告しなくてもよいとする意識
7	インシデント・アクシデントの分析結果を出していない
8	医師からの報告が少ない
9	報告記載時間が長い（インシデントレポートの設計）

出典：著者等科研費研究グループ作成

が見えてきます。

　しかし医療安全の管理者意識が発揮されれば報告漏れがなくなるか言うと、必ずしもそうではありません。インシデント・アクシデントの分析結果が公表されていなければ、多忙な医師等職員からの報告漏れは改善が困難で、レポート報告記載時間が長くなるとやはり報告漏れが起こり易くなります。報告漏れを少なくするには、医療安全の管理者意識の強化とインシデント・アクシデントの分析結果を生かすことが重要です。またレポート記載時間が適切かについても検討が必要です。

8-2 1つの累積グラフから読み取れる報告漏れ

　報告漏れが起きているか否かの判断として、第6章ですでに説明した医療安全ピラミッドの件数大きさ危険度の**累積グラフ**を活用する方法があります。医療安全ピラミッドは一定の報告数があると、累積グラフはなだらかな上昇カーブを描きます。レベルが医療安全ピラミッド構造の場合、上位レベルの件数が下位レベルの件数よりも少なくなるので、累積グラフはレベルが大きくなるにつれ傾きが小さくなってきます。言いかえると、レベルが大きくなるにつれ、レベル間の直線角度が小さくなってきます。このためどこかのレベルで報告漏れがあれば、累積グラフに凸凹の歪みが出てくる可能性があります。可能性としたのは、報告漏れがあっても歪みが出ない程度の場合は報告漏れを発見できないからです。しかし少なくとも累積グラフに歪みがあれば報告漏れが起こっていることが累積グラフから容易にわかります。

　図 8-1 は報告漏れのない医療安全ピラミッド件数大きさ危険度の累積グラフで、報告漏れのない条件が示されています。この性質を利用すると、報告漏れは累積グラフの歪みにより発見することができます。

　報告漏れのない条件は、レベルの件数が不等式（1）のような大小関係にあることです。

$$a_0 > a_1 > a_2 > a_3 > a_4 > a_5 > a_6 \geqq 0 \quad \cdots \cdots \quad (1)$$

　言い換えると、傾き相対係数

$$\text{傾き相対係数} = (a_{i+1})/a_i \quad \leqq \quad 1 \quad \cdots \cdots \quad (2)$$

が1以下であると報告漏れが明らかには疑われないことを示しています。

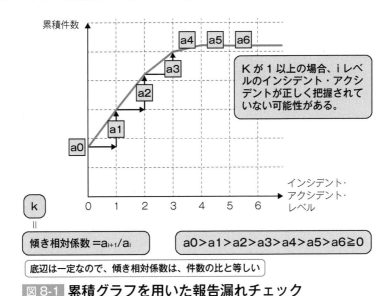

図8-1 累積グラフを用いた報告漏れチェック

出典：著者等科研費研究グループ作成

　図8-2はもとの**医療安全ピラミッド**が、ピラミッド形態でなく果物のレモン型であった時と長方形であった時の累積グラフを描いています。レモン型であった場合の累積グラフはS字型になり、長方形であった場合は直線になります。いずれも（1）式、（2）式の条件を満たしていません。

　しかし（1）式、（2）式を満たしているからと言って、報告漏れがないわけではありません。仮にすべての**インシデント・アクシデント・レベル**で8割の報告しかできていない場合でも2つの不等式は成立します。通常はこのように同じ割合で報告漏れが起こることはまれなので、このチェック方式は一定程度役立つと思われます。

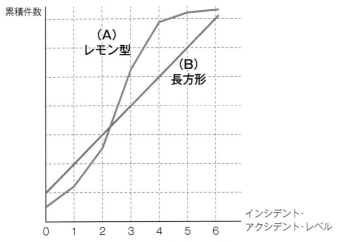

図8-2 報告漏れによる累積グラフ例

出典：著者等科研費研究グループ作成

8-3 報告件数と発生件数の比から読み取れる報告漏れ

　病院によっては、**発生件数**のみ、または**報告件数**のみを採用していますが、報告件数と発生件数両方を把握すると、報告件数と発生件数の比を活用できます。この比が1に近づくと、報告漏れが起こっている疑いが出てきます。他方2以上の場合は2名以上の報告が多く出ているので報告漏れは少ないと思われます。この比を**モニタリング**すると報告に対する安定性が把握できます。通常報告件数は職員が対応することが多く、発生件数は安全管理者・安全管理室・部門が対応します。この作業が迅速かつ正確に行われないと、正確な**事故発生件数**を把握できなくなります。

　報告漏れモニタリング指標：　報告件数÷発生件数　＞　2、2以上が望ましい

　ここで報告件数も発生件数も標準化されたものとして記述していませんが、標準化された報告件数、標準化された発生件数を用いても**モニタリング指標**は同じ数値になります。なぜなら分子の報告件数、分母の発生件数をそれぞれ標準化して比を計算しても、延患者数が分母と分子に入るのでモニタリング指標として同じになるからです。ここでは標準化する必要がないので、通常の報告件数、発生件数を用いています。

　モニタリング指標は毎月、半年間、1年間で調べると報告漏れの可能性が把握できます。

　モニタリング指標が2以下になると、職員に報告漏れがないように特別に要請することが報告漏れ防止につながると期待されます。

8-4 カルテレビュー視点からの報告漏れ発見

　カルテレビュー視点から報告漏れを発見する方法もあります。大変な作業ですが、クリティカルパスを作った時もカルテを参考に大変な作業をしています。この方法では、半年や1年間の新患カルテからアクシデント（医療事故）を発見して、アクシデント（医療事故）発生確率を求めます。この確率を用いてアクシデント（医療事故）発生件数を推計し、実際の発生事故数と比較する方法です。

　発生件数の推計件数と実際のアクシデント（医療事故）発生件数を比較すると

　アクシデント（医療事故）推計件数－実際のアクシデント（医療事故）発生件数　＝
　　　　　　　　　　　　　報告漏れアクシデント（医療事故）推計件数　……**(3)**

となり、**報告漏れアクシデント**（医療事故）推計件数が算出されます。

　アクシデント（医療事故）推計件数は次のように計算します。

　アクシデント（医療事故）推計件数　＝　1患者アクシデント（医療事故）発生確率　×
　　一定期間の新患患者数

　　＝　アクシデント（医療事故）合計件数／レビューカルテ数　×　一定期間の新患患
　者数　……（4）

　この方法は、**カルテレビュー**を行う必要があるので、人的資源や時間を要し、病院の負担
は大きくなります。カルテレビューを試みる場合、トリガー（GTT：グローバルトリガー
ツール）[1] を用いて簡便化チェックを行う方法も可能で負担は減りますが、アクシデント（医
療事故）推計件数にはレベル別件数が考慮されていません。レベル別事故発生件数を求める
のは大変なカルテレビュー作業を伴うので、現実的ではありません。またインシデントまで
探すことは更に難しい試みとなります。

　アクシデント（医療事故）発生確率については国際的に研究されていますが、3〜17％と
差があります[1]。カルテレビューが負担であれば、例えば7％を用いて計算することも可能
です。各病院にとって正確ではありませんが、およその報告漏れ推計件数がわかります。実
際にはアクシデント（医療事故）発生確率が7％でなくても、7％を用いた継続的な計算に
より、**報告漏れアクシデント**（医療事故）推計件数の変動を見ることができます。

　近年では、個人情報保護の観点から、個人を特定する情報を削除したうえで、診療報酬等
のデータ分析からアクシデントの有無そのものを把握しようとする取り組みもなされていま
す。

8-5 報告漏れ対策・対応戦略

　報告漏れを防ぐ対策・対応戦略は、**報告漏れ要因**の影響を取り除く対応で得られます。表
8-2 は考慮しうる対策・対応戦略を提示しています。

　複数人の報告奨励は、正確なインシデント・アクシデント発生件数を把握するのに有効で
す。安全管理の組織風土づくりは、複数人の報告奨励を促進し、報告資料の分析・活用につ
ながります。報告書類作成時間短縮も重要で、短時間のインシデント・アクシデント報告入
力は報告者の負担を軽減します。長時間入力の場合は、報告レポート様式の設計を変える必
要があります。報告に関する処罰の回避も報告漏れ対策になります。介入策の発見と介入効
果成果の公開は業務の安全性を高め、報告者の意欲を高める効果があります。また安全管理
情報支援システムの導入により、インシデント・アクシデント分析情報を効果的・効率的に

表8-2 インシデント・アクシデント報告漏れ対策・対応戦略

（1）複数人の報告奨励
（2）安全管理の組織風土づくり
（3）報告書類作成時間短縮（レポートの設計）
（4）報告に関する処罰の回避
（5）報告資料の分析・活用
（6）介入策の発見と介入成果の公開
（7）カルテレビューの試行
（8）安全管理情報支援システムの導入

出典：著者等科研費研究グループ作成

提供することができます。カルテレビューは様々な課題があり大変ですが、工夫したチャレンジは可能です。

8-6 調査から読み解く報告漏れ対策・戦略

　実際に病院がどのような報告漏れ対策をしているかについて、**WEB 調査データ**[2]（文部科研基盤研究（B）「病院の医療安全管理手法の開発と安全管理支援情報システムの開発に関する研究」（（研究代表者　関田康慶）研究プロジェクト、全国の 150 床以上急性期病院対象 WEB 調査データ、192 回答病院、2013 年 10 月～2014 年 1 月調査）分析最終結果を見ると（図 8-3）、**インシデント・アクシデントの報告漏れ**への対策として重視しているのは、報告の奨励（73％）、報告された**インシデント・アクシデント分析結果**の現場へのフィードバック（73％）、**医療安全管理の組織風土**づくり（72％）の 3 対策・戦略がそれぞれ約 7 割を占め、これらが 3 大対策・戦略になっていました。直接的に職員に報告推奨を働きかける、報告されたインシデント・アクシデント分析結果を職員に返して報告の価値を伝えること、究極的には様々な方法での医療安全管理の組織風土づくりを目指していることがうかがえる結果になっています。

1. インシデントとアクシデントの報告様式を分ける。	24 件 /192 人	13%
2. インシデントとアクシデントそれぞれの報告様式を簡便なものにする	34 件 /192 人	18%
3. インシデントのみの報告様式を簡便なものにする	29 件 /192 人	15%
4. 報告時の匿名性の確保	56 件 /192 人	29%
5. 報告の奨励	140 件 /192 人	73%
6. 医療安全管理の組織風土づくり	138 件 /192 人	72%
7. 報告に関する処罰回避	78 件 /192 人	41%
8. 報告されたインシデントとアクシデント分析結果の現場へのフィードバック	140 件 /192 人	73%
9. その他（　　）	4 件 /192 人	2%
10. 特にない	5 件 /192 人	3%

図 8-3 インシデント・アクシデントの病院報告漏れ対策（WEB 調査）

分析データ：文部科研基盤研究（B）「病院の医療安全管理手法の開発と安全管理支援情報システムの開発に関する研究」（研究代表者　関田康慶）研究プロジェクトの WEB 調査データ、2013 年 10 月～2014 年 1 月調査

8-7 報告漏れ改善策の企画、実行（介入）と介入効果測定

　報告漏れ改善策はいくつか考えられますが、ここでは病院長・病院全体で主導的に改善策に取り組む方法について紹介します。

　病院長のリーダーシップのもと、医療安全強化月間を 1～2 ヶ月設定して、病院職員に報告漏れのないよう頑張ってほしい旨要請します。この方法は病院の医療安全組織風土を高め

る方法としても有効です。この要請は職員の報告漏れを防ぐための介入といえます。

　この介入により得られた**インシデント・アクシデント標準化件数**を、強化月間前1〜2ヶ月の標準化件数と比較することにより報告漏れを発見することができます。この方法は単に報告漏れを発見するのみならず、病院職員の医療安全意識を高める面においても効果的です。

　報告漏れ対策として職員への報告遵守介入を行うと、通常介入前と比べて、インシデント・アクシデント標準化件数が一般的には増加します。図8-4は、医療安全強化月間介入前後の**累積グラフ**を示したものです。下のグラフは強化月間前のグラフで、上のグラフが強化月間後のグラフです。下のグラフはS字型なので、明らかに報告漏れがあることがわかります。

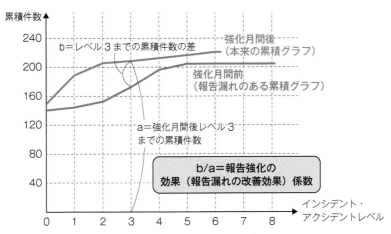

図8-4 **報告漏れの範囲と報告ベースライン**

出典：著者等科研費研究グループ作成

　2つのグラフ差が報告漏れ件数を示しています。レベル2までの差、レベル3までの差、レベル4までの差等がグラフから把握できますが、最大差が出ているのはレベル2です。レベル2の報告漏れが最大になっているので、なぜレベル2の報告漏れが起きているかについて検討が必要になります。

　図8-4で強化月間後のレベル3までの標準化報告件数がa件、強化月間前のレベル3までの累積件数の差（報告漏れ）がb件であると、報告漏れの改善効果は次のような報告強化の効果係数（5）として表せます。一般的にb/aを計算して、b/a　が最大値であるレベルで、強化月間の介入効果が最大になります。介入の全体効果は介入前後の累積グラフの間の面積に相当します。

　　報告強化の効果（報告漏れの改善効果）係数　＝　b/a　……**(5)**

　強化月間後の累積グラフは、様々な**医療安全策の介入効果**を調べるのに有効です。報告漏れがあると介入する場合の効果測定が難しくなります。しかし報告強化月間後の累積グラフは実際の医療安全状態に近いと思われるので、**報告強化介入後累積グラフ**をベースラインにすると、様々な介入効果把握の正確性が向上します。

8-8 チャレンジ～貴院の報告漏れ発見と介入効果の評価

チャレンジ1：貴院の報告漏れモニタリング指標を計算してみましょう。

チャレンジ2：表8－2を参考に貴院の報告漏れ対策・戦略を考えてみましょう

チャレンジ3：病院長のリーダーシップのもと、医療安全強化月間を1ヶ月設定して、病院職員に報告漏れのないよう頑張ってもらいたい旨を要請してみましょう。

チャレンジ4：医療安全強化月間介入前後の累積グラフを比較して報告漏れを把握してみましょう。

【参考文献】
1) 長谷川友紀・藤田茂編著 日本医療マネジメント学会監修.『医療を管理する 安全を測る』. メディカ出版. 2014, 155.
2) WEB調査データ（文部科研基盤研究（B））「病院の医療安全管理手法の開発と安全管理支援情報システムの開発に関する研究」（研究者代表 関田康慶）研究プロジェクト（2013年10月～2014年1月調査）分析結果

累積グラフの詳細な分析

〈 概要 〉

　２つの医療安全ピラミッドの大きさ比較を累積グラフで解釈する方法を５つのポイントから解説しています。医療安全ピラミッドの累積グラフが多い場合の比較方法とグラフ解釈について解説しています。累積グラフが交差することがあるので、その場合の累積グラフ比較の方法と解釈について解説しています。医療安全ピラミッドをレベル１以上で活用する場合の累積グラフのグラフ化について解説しています。累積グラフは様々な形態となるので累積グラフが多い場合の比較方法、解釈は重要です。

9-1 累積グラフによる医療安全ピラミッドの件数の大きさ比較方法

２つの**医療安全ピラミッド**の大きさ比較を**累積グラフ**で解釈する方法を図 9-1 に示して

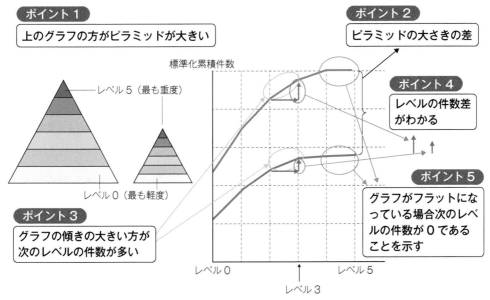

ポイント 1
上のグラフの方がピラミッドが大きい

ポイント 2
ピラミッドの大さきの差

標準化累積件数

レベル 5（最も重度）

レベル 0（最も軽度）

ポイント 4
レベルの件数差がわかる

ポイント 3
グラフの傾きの大きい方が次のレベルの件数が多い

ポイント 5
グラフがフラットになっている場合次のレベルの件数が０であることを示す

レベル 0　　　　レベル 5

レベル 3

図 9-1 医療安全ピラミッドの件数大きさ比較のポイント

出典：著者等科研費研究グループ作成

います。

　2つの**累積グラフ比較方法**、解釈を次の5つのポイントから解説します。

ポイント1：ピラミッドの件数の大きさ比較について

　上の累積グラフの方が、下の累積グラフより医療安全ピラミッドが大きいこと示しています。医療安全ピラミッドの件数の大きさは、累積グラフの上下で比較できます。

ポイント2：ピラミッドの大きさの差は、それぞれのレベル毎に**累積グラフ差**として把握できます。ピラミッド全体の大きさの差は最後のレベルでの累積グラフ差になります。

ポイント3：累積グラフの傾きの大きい方が次のレベルの件数が多いことを意味しています。グラフの傾きを見ることによりレベル間の件数変化を読み取ることができます。

ポイント4：2つの累積グラフ比較でレベルの件数差がわかります。ほかのレベルでの件数差と比較するとレベルの件数変化を視覚的に読み取ることができます。

ポイント5：累積グラフがフラットになっている場合、フラットになっている起点レベルの次のレベル件数が0件であることを示しています。フラット状態が長いことは、重大な事故が起こっていないことを示しています。図 9-1 では下の方の累積グラフの重大事故が上の累積グラフより少ないことを示しています。

9-2 累積グラフが多い場合の比較方法

　累積グラフが多くなると、グラフの変動がわかりにくくなります。ここでは累積グラフが多い場合の変動の解釈について解説します（図 9-2）。

　累積グラフが多い場合には、全てのレベルで変動を把握するのは大変なので、特定の観測

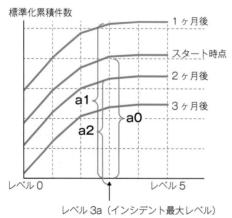

グラフが多い時には、特定の観測レベルまでの評価を行います。

観測レベルは、インシデントの最大レベルまでと医療安全ピラミッドの最大レベルを推奨します。

ここでは、インシデント最大レベルまでの時点での例を示します。

スタート時点の件数：a0
1ヶ月後の件数：a1　3ヶ月後の件数：a3
2ヶ月後の件数：a2

$$\frac{a1}{a0} 、 \frac{a2}{a0} \cdots$$ この値を評価指標とする。

図 9-2 累積グラフが多い場合の比較方法

出典：著者等科研費研究グループ作成

レベルまでの評価を行います。特定の観測レベルは、インシデントの最大レベルまでと**インシデント・アクシデント**（医療安全ピラミッド全体）の最大レベルを推奨します。これはインシデントと医療安全ピラミッド全体を分けて変動を見ることを意味しています。

インシデントの最大レベルを 3a にした場合、レベル 0〜レベル 3a までの累積グラフの変動をレベル 3a で観測します。またピラミッド全体の場合、レベル 0〜レベル 5 までの変動をレベル 5 で観測します。

インシデントの最大レベル 3a までの場合、スタート時点（観測起点）の件数：a0、1ヶ月後の件数：a1、2ヶ月後の件数：a2、3ヶ月後の件数：a3 とすると、スタート時点 a0 に対して、a1 / a0、a2 / a0、a3 / a0、のような数値列が計算できます。これらはスタート時点 a0 に対する相対変動割合を示しており、件数に変化がなければ 1 となり、件数が 2 割増加すれば 1.2 という数値になります。

これらは 4ヶ月間の累積グラフですが、観測が a0 もいれて 7ヶ月になれば

a1 / a0、a2 / a0、a3 / a0、……、a6 / a0、のような数値列ができます。

例えば、a5 / a0 が 1 より小さければ、スタート時点よりもレベル 3a までの累積件数は少なくなっており、累積グラフは下に下がり、ピラミッドは小さくなります。逆に 1 より大きくなれば、累積グラフはスタート時点よりも上に来ており、ピラミッドは大きくなっています。

例として、数値列が、0.8、0.6、1.3、0.8、0.9、0.6 の場合を考えてみます。これら 6ヶ月間（観測は 7ヶ月）の数値列の状態から**インシデントの増減**を把握することができます。これらの数値列の場合、スタート時点 a0 から、1ヶ月後は 0.8 なので 2 割の件数減少、2ヶ月後は 0.6 なので 4 割の件数減少、3ヶ月後は 1.3 なのでスタート時点から 3 割件数増加、最終的に 6ヶ月後は 0.6 なのでスタート時点から 4 割の件数減少が見られたことを示しています。6ヶ月間の数値列で 1ヶ月のみ件数増加が見られましたが、その他の月は件数が減少していたことになります。全般的にはインシデントが減少傾向にあることがわかります。数値列が変動していれば、インシデント件数は変動していることになり、変動の程度は数値列で把握することができます。

累積グラフが多い場合の医療安全ピラミッド全体の変動解釈も同じように行われます。累積グラフが多い場合のインシデント・アクシデント全体の変動は、レベル 5 のスタート時点（観測起点）の件数：a0、1ヶ月後の件数：a1　2ヶ月後の件数：a2、3ヶ月後の件数：a3 の場合、スタート時点 a0 等に対して、a1 / a0、a2 / a0、a3 / a0、のような数値列が計算でき、インシデントと同様に変動状態が把握可能です。

9-3 累積グラフが交差する場合の比較方法

累積グラフはレベルにかかわらず上下関係が明確である場合が多いのですが、交差する場合もあります。ここでは交差する場合の累積グラフ解釈について説明します。

図 9-3 は累積グラフの年度間の傾向を比較したものです。2 つの累積グラフは 2018 年 4 月から 9 月までと、2019 年 4 月から 9 月までの年度間比較を行っています。図 9-3 は 4 月

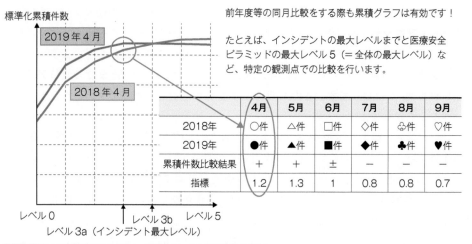

前年度等の同月比較をする際も累積グラフは有効です！

たとえば、インシデントの最大レベルまでと医療安全ピラミッドの最大レベル5（＝全体の最大レベル）など、特定の観測点での比較を行います。

	4月	5月	6月	7月	8月	9月
2018年	○件	△件	□件	◇件	♧件	♡件
2019年	●件	▲件	■件	◆件	♣件	♥件
累積件数比較結果	＋	＋	±	－	－	－
指標	1.2	1.3	1	0.8	0.8	0.7

図9-3 累積グラフの年度間などの傾向比較

出典：著者等科研費研究グループ作成

分について累積グラフ比較を行っています。レベル3aでのインシデントの比較では、2019年の方が多くなっていますが（件数比1.2）、医療安全ピラミッド全体のレベル5では2019年が少なくなっています。このことは、2019年4月の方が2018年4月よりも**医療安全ピラミッド**が小さくなり、インシデント件数は増えたもののアクシデント件数が少なくなっていることを示しています。2019年4月では、レベル3b以上の事故は起こっていませんが、2018年4月ではレベル4の事故が起こっています。これらを勘案すると、2019年4月の方が2018年4月よりも医療安全性が向上していることを示しています。

　この事例分析は4月に関するものですが、5月以降も同じような分析が可能です。ここでは年度間比較をしましたが、同じ年度の月間比較でも同様の分析が可能です。累積グラフが交差する場合の解釈として、いずれの月のインシデント件数が相対的に多いかどうか、医療安全ピラミッド全体のレベル5で累積件数総数が相対的に少ないかどうかが判断基準になります。グラフを比較してアクシデント件数が減ってはいるが累積件数総数が増えている場合では、インシデント件数が増加して、アクシデント件数やアクシデント割合が減っているので、この結果も医療安全の視点から望ましいといえます。ただし全体の件数を減らし、医療安全ピラミッドを小さくする努力は必要になります。

9-4 医療安全ピラミッドをレベル1以上で累積グラフ化する場合の方法

　今まではレベル0から医療安全ピラミッドを考えてきましたが、病院によってはレベル0を報告しないか限定的に報告するなど、レベル0情報が無いか部分的であることがあります。またレベル1以上の医療安全ピラミッドを分析したいという要望もあると思います。ここではレベル1以上の**医療安全ピラミッドの累積グラフ化**について解説します。

　例としてレベル1以上の累積グラフを書く場合を考えてみます。この場合表9-1のように、レベル0を0件とします。レベル件数累積は表9-2のようにレベル1から累積計算し

表 9-1 **模擬データ（インシデント・アクシデント件数）**

	レベル0	レベル1	レベル2	レベル3	レベル4	レベル5	レベル6	合計
3ヶ月前	0	38	31	14	6	1	0	90
2ヶ月前	0	35	31	12	2	0	0	80
1ヶ月前	0	32	25	9	0	0	0	66

表 9-2 **模擬データ（インシデント・アクシデント累積件数）**

	レベル0	レベル1	レベル2	レベル3	レベル4	レベル5	レベル6
3ヶ月前	0	38	69	83	89	90	90
2ヶ月前	0	35	66	78	80	80	80
1ヶ月前	0	32	57	66	66	66	66

      ↑   ↑

レベル0＋レベル1 レベル1（累積）＋レベル2 レベル3～6も同様に

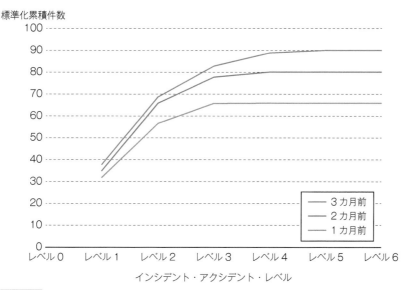

図 9-4 **レベル 1 から計算した累積グラフ**

出典：著者等科研費研究グループ作成

てこれに基づいて累積グラフを書きます。累積グラフはレベル1からの始点になります。レベル2以上の**累積グラフ**を書きたい場合は、レベル0とレベル1を0件数としてグラフ化します。**累積グラフの始点**はレベル2になります。レベル1からの始点の場合、図9-4が得られます。

9-5 チャレンジ～貴院の 3ヶ月間グラフ比較

チャレンジ1：過去3ヶ月間の累積グラフについてインシデント最大レベルで数値列を求めて分析してみましょう。

チャレンジ2：前年度と前々年度の特定月の累積グラフの比較を、インシデントと医療安全ピラミッド全体の視点から分析してみましょう。

10章

累積グラフとゆらぎ係数

〈 概要 〉

　累積グラフが測定期間で変動する要因について述べています。変動要因には、患者側要因、医療側要因、発生件数が少ないための確率変動等が考えられています。変動の程度を示すゆらぎ係数を定義することにより、レベル別に変動の大きさを測定することが可能になります。ゆらぎ係数は、各レベル別標準化累積件数の最大値と最小値で決定しています。ゆらぎへの対応策として、患者側要因、医療側要因への対応、トリムド処理について解説しています。インシデント・アクシデント件数が少ない場合、確率変動が起こるので、移動平均処理について解説しています。また累積グラフが多い場合の比較方法とゆらぎの関係について説明しています。

KEYWORD

累積グラフ、発生件数、変動要因、ゆらぎ、ゆらぎ係数、インシデント・アクシデント標準化累積件数、ゆらぎ対策、トリムド処理、確率変動、移動平均

10-1 ゆらぎ係数の定義と測定

　第9章で累積グラフが多い場合のインシデント・アクシデント件数変動割合について解説しましたが、累積グラフは血圧のように測定するたびに変動することがあります。変動要因としては、表 10-1 に示すように、患者側の要因、医療側の要因、報告件数や発生件数が少ないための確率変動等が考えられます。

表 10-1 累積グラフの変動要因

（1）患者側の要因（疾患、年齢層等）
（2）医療側の要因
　　　①担当職員の変動
　　　②報告件数と発生件数の不一致
　　　③病院の診療日数
　　　④設備・機器の変更
（3）発生件数が少ないための確率変動

ゆらぎ＝（1）＋（2）＋（3）

出典：著者等科研費研究グループ作成

患者側要因を詳しくあげると、**患者数変動**（季節、感染症、新患患者数、延患者数、入院日数、合併症数、年度末等の影響）、患者の年齢構成、患者の疾患構成、患者の重症度構成等。医療側要因を詳しくあげると、診療チームの変化、医療スタッフの変化（専門分野、初任者割合、転入者割合）、職員数の変化、院内外行事（研修、会議、記念行事、院内イベント、外部研修会、学会等）。インシデント・アクシデント件数（報告、発生）が少ないことによる確率変動も考えられます。

　患者数変動による**累積グラフ**への影響は、標準化したインシデント・アクシデント・レベル別件数を用いることによりある程度除去されます。インシデント・アクシデント件数（発生、報告）が少ない場合は2カ月や3カ月を合算した件数で対応できますが、その他の変動要因は管理が難しい状況です。しかし変動影響を考慮しないと累積グラフの変化を理解することが難しくなるので、変動がある場合は既にあげている要因が影響していないか検討することが医療安全モニタリングにとって重要です。

10-2 ゆらぎの連続測定とゆらぎ係数計算

　患者数で標準化した**インシデント・アクシデント標準化累積件数**の変動を「**ゆらぎ**」と呼ぶことにします。心臓の鼓動（心拍ゆらぎ）、さざ波の音、川のせせらぎの音は規則正しく聞こえますが、ゆらぎが入っています。ここではゆらぎの程度を、図 10-1 に示すような、**ゆらぎ係数**として定義しています。ここで件数としているのは標準化件数（発生、報告）です。また式の中の、各レベル月別累積件数の最大値（a）とは、複数月の累積グラフの中で、各レベルで最大となる累積グラフを意味し、各レベル月別累積件数の最小値（b）とは、各レベルで最小となる累積グラフを意味しています。図 10-1 の中では、前者が累積グラフ（A）のレベル3に対応し、後者が累積グラフ（B）のレベル3に対応しています。

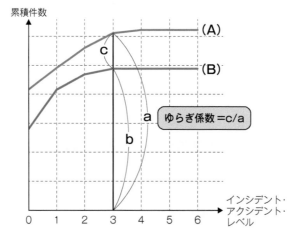

$$\text{ゆらぎ係数 } c/a = \frac{\text{各レベルの月別累積件数の最大値（a）}-\text{各レベルの月別累積件数の最小値（b）}}{\text{各レベルの月別累積件数の最大値（a）}}$$

図 10-1 ゆらぎ係数の定義と測定

出典：著者等科研費研究グループ作成

$$ゆらぎ係数 = \frac{各レベル月別累積件数の最大値（a）- 各レベル月別累積件数の最小値（b）}{各レベルの月別累積件数の最大値（a）}$$

図10-1での**ゆらぎ係数**は、レベル3までの累積で計算されており、全ての累積レベルで、

$$(a - b)\ /\ a\ =\ c\ /\ a\ =\ 1 - b/a \qquad となります。$$

ゆらぎ係数は、連続測定で得られる複数の累積グラフの最大グラフ（最も上のグラフ）と最小グラフ（最も下のグラフ）のレベル別標準化累積件数との差と最大グラフの標準化レベル別累積件数との相対比になっています。各レベルの月別標準化累積件数最大値と最小値の差が大きくなっても、月別標準化累積件数の最大値に対する比として考えているので、ゆらぎ係数は必ずしも大きくはなりません。ゆらぎ係数は3レベルまで、5レベルまで等累積レベル毎に計算されるので、どのレベルまでの変動が大きいかがわかります。ゆらぎ係数が大きい場合は原因究明が必要になるので、すでに述べたゆらぎ要因について検討が必要です。

ゆらぎ係数は0以上で1を超えることはありません。ゆらぎ係数の範囲の理解として次のように考えています。

【ゆらぎ係数の範囲と理解】

0.1未満 …… ゆらぎがほとんどなく、インシデント・アクシデントを安定して把握できる

0.1〜0.2未満 …… ゆらぎが少なく、インシデント・アクシデントを比較的安定して把握できる

0.2〜0.3未満 …… インシデント・アクシデントの把握に少しゆらぎが見られる

0.3以上 …… インシデント・アクシデントの把握のゆらぎが大きい

表10-2は**ゆらぎ係数**を求める計算事例を示しています。この事例では、累積レベル3以上で最小値が一定であるのに対し最大値が増加傾向にあるので（ただしレベル5と6は同じ）、ゆらぎ係数はレベルが大きくなるにつれて大きくなっています。この事例のゆらぎ係数は、累積レベル3までゆらぎが少なく、累積レベル4〜6で少しゆらぎが見られるという解釈になります。

ゆらぎ係数が小さければ、累積グラフの変動が小さいことを示しており、安定した安全モ

表10-2 ゆらぎ係数計算事例

	レベル0	レベル1	レベル2	レベル3	レベル4	レベル5	レベル6	合計
3ヶ月前	50	38	31	14	6	1	0	140
2ヶ月前	45	35	31	12	2	0	0	125
1ヶ月前	45	32	25	9	0	0	0	111

	レベル0	レベル1	レベル2	レベル3	レベル4	レベル5	レベル6
最大値	50	88	119	133	139	140	140
最小値	45	77	102	111	111	111	111
範囲	5	11	17	22	28	29	29

	レベル0	レベル1	レベル2	レベル3	レベル4	レベル5	レベル6
ゆらぎ係数	0.10	0.13	0.14	0.17	0.20	0.21	0.21

出典：著者等科研費研究グループ作成

ニタリングができている可能性が高いといえます。他方ゆらぎ係数が大きい場合には、何らかの要因でゆらぎ係数が大きくなっている可能性があります。もしゆらぎ係数が特定期間で大きくなっている場合は、**インシデント・アクシデント標準化件数**が増加する特別の事態が起こっている可能性があり、その原因を解明する必要があります。

10-3 ゆらぎへの対応策

　ゆらぎはできるだけ減らす工夫が望まれます。**ゆらぎ係数**が大きいと、医療安全モニタリングの安定性が損なわれるからです。表10-3に、ゆらぎを少なくする対応策が示されていますが、どのような要因が影響しているか調べると適切な対応策を発見できます。

　患者側の要因や医療側の要因については層別して対応する方法があります。例えば患者側要因では65歳以上と65歳未満の層別、入院期間の層別等をおこない、それぞれの層についてゆらぎを検討し、大きく違いがあれば層別した上で**インシデント・アクシデント標準化件数**の変動分析等を行います。医療側の層別としては、インシデント・アクシデント標準化件数が多い病棟と少ない病棟を層別してゆらぎを小さくする対応策や、ゆらぎにつながるような病院内外行事への介入対応等が考えられます。患者数の変動影響については標準化件数を用いることによりゆらぎの変動を減らすことができます。このような層別はデータが整備されていて検索が容易であれば難しくありませんが、難しい場合は医療安全情報システム活用等他の方法を考える必要があります。

表10-3 **ゆらぎへの対応策**

（1）患者側の要因（疾患、年齢、入院日数等）層別
（2）医療側の要因（病棟、病院内外行事介入等）層別
（3）発生件数の正確な把握 (報告件数との比)
（4）確率変動への対応
　　① 患者数、診療日数などの標準化
　　② 測定期間の変更
　　③ トリムド処理、移動平均などの統計処理
（5）医療安全情報システム活用

出典：著者等科研費研究グループ作成

10-4 ゆらぎ係数のトリムド処理

　ゆらぎ係数は、各レベルの月別標準化累積件数の最大値と各レベルの月別標準化累積件数の最小値から計算されますが、観測月が多くなると医療環境や患者属性が変わり、ゆらぎが大きくなることがあります。このような場合、**トリムド処理**が適用可能です。トリムド処理は観測データにばらつきが想定される場合にデータのトリミングを行う方法で、トリムド平均がよく知られています。トリムド平均はデータのトリミングの後に平均を計算する方法です。

　ここでは、最小値と最大値を除いて計算する 1 トリミング処理や、少ない方 2 つ、多い方 2 つをそれぞれ取り除いたデータで計算する 2 トリミング処理等による新しいゆらぎ係数計算方法を用いています。今後ゆらぎ係数を求めるこの計算処理を**トリムド処理**と呼ぶことにします。

　例えばあるレベルで、

　　　　　　　12、15、30、45、55、67、76、85、95、110

のデータがあったとき、通常のゆらぎ係数は、最大値 110、最小値 12 なので（110 − 12）/110=0.89　になり、ゆらぎ係数は 0.89 になります。他方 2 トリムド処理を適用すると、12、15、95、110 が除かれるので、ゆらぎ係数は、最大値 85、最小値 30 で、

　　　　　　　(85 − 30) /85=0.65　になります。

　ゆらぎ係数トリムド処理は、特別な医療安全状況が反映されている場合、データが少なくて累積グラフが変動する場合、中央値に近い平均的な累積グラフを把握したい場合、介入効果を調べる場合等で活用するのが望ましいと考えています。

10-5　確率変動によるゆらぎ対応の移動平均処理

　医療安全モニタリングに報告件数を用いている場合は、発生件数に対して報告件数が変動する（発生件数 1 つに対して、報告件数は複数の場合が多い）のでゆらぎ係数が大きくなることがあります。報告件数は避けて発生件数を用いたゆらぎ係数算出が望まれます。またインシデント・アクシデント標準化件数が少ないと、**確率変動**によりゆらぎが大きくなるので、測定期間を長期スパンで対応する方法があります。移動平均などの統計処理もゆらぎ軽減の方法です。

　移動平均とは、インシデント・アクシデント件数が月別に、例えば 20 件（2 月）、50 件（3 月）、20 件（4 月）、50 件（5 月）、60 件（6 月）、30 件（7 月）、50 件（8 月）であった場合、3 期間で移動平均をとると、3 月は（20 + 50 + 20）/ 3 = 30 件、4 月は（50 + 20 + 50）/ 3 = 40 件　になります。このような平滑化を行うことにより、ゆらぎの影響を減らすことが可能です。

10-6　累積グラフが多い場合の変動観測とゆらぎの関係

　第 9 章で**累積グラフ**が多い場合、全ての累積レベルで変動を把握するのは大変なので、特定の観測レベルまでの評価を行うことを説明しました。特定の観測レベルは、インシデントの最大レベルまでとインシデント・アクシデント（医療安全ピラミッド全体）の最大レベルを推奨しています。これはインシデントと医療安全ピラミッド全体を分けて変動を見ることを意味しています。

第9章では、医療環境や患者属性の変化、確率変動など全ての要因変化も含めた変動観測でしたが、ゆらぎの検討は、累積レベル別に標準化件数の変動をゆらぎ係数で測定しモニタリングできる点で異なります。また患者側の変動要因や医療側の変動要因を取り除き、トリムド処理や確率変動を少なくしてゆらぎを少なくする対応により、医療安全モニタリングの変動把握の正確性の向上が期待されます。

10-7 チャレンジ～貴院データでゆらぎ係数計算

チャレンジ1：貴院でのデータを用いて、3ヶ月間の各累積レベルのゆらぎ係数を計算してみましょう。

チャレンジ2：ゆらぎが大きい場合はその原因を検討し、1トリムド処理でゆらぎ係数を求めてみましょう。

11章

医療安全対策介入効果の累積グラフ評価方法

〈 概要 〉

　医療安全対策介入効果の測定については確立された方法がないので、累積グラフを用いた新しい効果測定方法を提案しています。介入効果の程度を測定する介入効果係数を定義して活用する方法を解説しています。介入効果係数は介入前の3ヶ月または6ヶ月の累積グラフから平均的基準累積グラフを求め、介入後の累積グラフと比較した相対的変動から計算されます。介入効果係数はゆらぎにより不安定になるので、ゆらぎの程度を反映した有意性評価を行う方法を解説しています。また診療日数や介入時期、介入効果測定時期の介入効果測定への影響についても解説しています。

KEYWORD

医療安全対策、介入効果、介入効果測定、累積グラフ、介入効果係数、ゆらぎ、有意性評価、平均的基準累積グラフ、範囲（レンジ）、効果測定開始日

11-1 介入効果係数の定義と効果の評価

　医療安全対策はどの医療機関でも行われていますが、その効果についての測定方法は必ずしも確立されていません。新しい薬剤の効果に関する臨床試験を行う場合は、通常新しい薬剤の投与群とプラセーボ、もしくは現在使用されている薬剤の投与群（対照群）との2群間の効果の比較検定が行われます。この場合2群比較検定にはできるだけ多くの患者データを用います。

　しかし**医療安全介入策**については介入前の標本が　3個～6個、介入後の標本は1個か数個で通常の統計的検定は困難です。ここでは**累積グラフ**による新しい測定方法をご紹介します。

　医療安全対策介入により、累積グラフは変化します。うまく効果が出れば、**標準化報告件数**や**標準化発生件数**が減るので、累積グラフは下の方に変化します。効果が出るまで時間がかかることが想定される場合は、測定期間を長くする数ヶ月の観測が必要になります。月単位の測定でゆらぎが大きい場合は、2ヶ月間隔等での測定が望まれます。

　例えば医療安全対応検査プロトコールまたはマニュアルを新たにして研修会を行いその効果を見たい場合、1ヶ月後、2ヶ月後、3ヶ月後、4ヶ月後等の累積グラフの変化を見て効果を

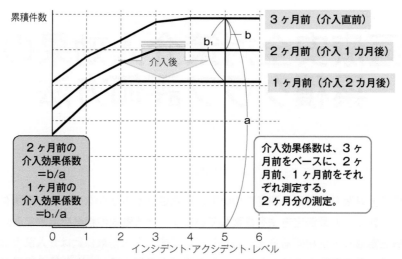

図11-1 累積グラフでインシデント・アクシデント対策介入効果を測定

出典：著者等科研費研究グループ作成

測定することができます。

介入効果は、図11-1に示すように、3ヶ月前に研修会を行い、その効果を2ヶ月前（介入1ヶ月後）、1ヶ月前（介入2ヶ月後）でそれぞれ測定します。図ではレベル5までの効果を示していますが、2ヶ月前（介入1ヶ月後）では b 件減っています。介入前では a 件なので、介入1ヶ月後で相対的に件数が b/a に減少したことを示しています。この相対的減少割合を**介入効果係数**と呼ぶことにします。介入2ヶ月後では、介入効果係数は b_1/a になります。介入効果があり標準化件数が減る場合、介入効果係数は0以上1以下になります。逆に介入効果がなく標準化件数が増加する場合は b がマイナスになるので介入効果係数はマイナスになります。

介入1月後介入効果係数 ＝ b/a （ b：介入1ヶ月後に減少した累積件数、a：介入直前の累積件数） ・・・(1)

介入2月後介入効果係数 ＝ b_1/a （ b_1：介入2ヶ月後に減少した累積件数、a：介入直前の累積件数） ・・・(2)

表11-1の模擬データと表11-2の累積件数データを用いて、1ヶ月後の介入効果係数を求めると表11-3が得られます。レベル2までで介入効果係数が0.25、レベル4以上で介入効果係数が0.23になっています。また2ヶ月後の介入効果係数を求めると表11-4が得られます。レベル2までで介入効果係数が0.47、レベル4、5、6までは介入効果係数が0.52になっています。

介入効果は数ヶ月続く場合もあるので、効果が継続されていると思われる場合は、**累積グラフ**を長めの期間測定します。ただ、不適切な介入の場合、累積グラフが上に変動する場合があり、この場合はマイナスの効果になります。通常介入効果を期待しているのでゆらぎとの関係で効果を判断することになります。

表 11-1 模擬データ（インシデント・アクシデント件数）

	レベル0	レベル1	レベル2	レベル3	レベル4	レベル5	レベル6	合計
3ヶ月前	70	52	45	19	8	1	0	195
2ヶ月前	58	39	28	20	5	0	0	150
1ヶ月前	40	28	20	5	0	0	0	93

表 11-2 模擬データ（インシデント・アクシデント累積件数）

	レベル0	レベル1	レベル2	レベル3	レベル4	レベル5	レベル6
3ヶ月前	70	122	167	186	194	195	195
2ヶ月前	58	97	125	145	150	150	150
1ヶ月前	40	68	88	93	93	93	93

　　　　　　　　↑　　　　　↑
レベル0＋レベル1　　　レベル1（累積）＋レベル2　　　レベル3～6も同様に

表 11-3 介入効果係数（介入1ヶ月後の効果）

	レベル0	レベル1	レベル2	レベル3	レベル4	レベル5	レベル6	合計
3ヶ月前	70	52	45	19	8	1	0	195
2ヶ月前	58	39	28	20	5	0	0	150
1ヶ月前	40	28	20	5	0	0	0	93

	レベル0	レベル1	レベル2	レベル3	レベル4	レベル5	レベル6
3ヶ月前	70	122	167	186	194	195	195
2ヶ月前	58	97	125	145	150	150	150
差	12	25	42	41	44	45	45

	レベル0	レベル1	レベル2	レベル3	レベル4	レベル5	レベル6
介入効果係数	0.17	0.20	0.25	0.22	0.23	0.23	0.23

表 11-4 介入効果係数（介入2ヶ月後の効果）

	レベル0	レベル1	レベル2	レベル3	レベル4	レベル5	レベル6	合計
3ヶ月前	70	52	45	19	8	1	0	195
2ヶ月前	58	39	28	20	5	0	0	150
1ヶ月前	40	28	20	5	0	0	0	93

	レベル0	レベル1	レベル2	レベル3	レベル4	レベル5	レベル6
3ヶ月前	70	122	167	186	194	195	195
1ヶ月前	40	68	88	93	93	93	93
差	30	54	79	93	101	102	102

	レベル0	レベル1	レベル2	レベル3	レベル4	レベル5	レベル6
介入効果係数	0.43	0.44	0.47	0.50	0.52	0.52	0.52

11-2 介入策効果へのゆらぎの影響と有意性評価方法

ゆらぎが小さい病院や部門等の場合の**介入効果**は、累積グラフが下に変化することで把握できますが、ゆらぎが大きい病院や部門の場合は、介入効果が本当に介入効果なのか、ゆらぎの影響なのか判断が難しくなります。この場合の**介入効果の有意性**の**検討**方法について解説します。

図11-1では、介入効果を測定する基準となる累積グラフが1つでしたが、ゆらぎがあるため、複数の累積グラフから平均のグラフを求めて、それを**平均基準累積グラフ**として活用する方法について解説します。平均基準累積グラフを用いて測定すれば、より正確な介入効果を得ることができます。図11-2はこの方法を示しています。

この方法は次のステップで構成されています。

ステップ1：介入前3ヶ月、または6ヶ月間の累積グラフを書き出します。件数が多い場合は3ヶ月、少ない場合は6ヶ月がよい。

ステップ2：描いた累積グラフの平均グラフを求めます。計算方法はレベル別に3ヶ月、または6ヶ月間の累積データ（標準化件数を用いる）を合計して平均値を出し、平均値を用いて平均的な累積グラフを描きます。これが介入後の効果を測定する平均的基準累積グラフになります。

ステップ3：介入効果を調べたいレベルを決めます。全体であれば最大レベル、インシデントの効果を知りたいのであれば、レベル2（または3ₐ）までの累積件数を把握します。

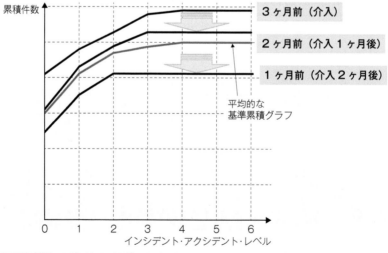

図11-2 平均的な基準累積グラフと介入後の月別累積グラフ

出典：著者等科研費研究グループ作成

ステップ4：3ヶ月または6ヶ月の累積グラフの各レベルの最大累積件数と最小累積件数の差を求めます。これは変動の幅（散らばりの程度）になり、統計用語で**範囲（レンジ）**といいます。

範囲（レンジ）＝ 最大累積件数 － 最小累積件数

ステップ5：範囲（レンジ）の半分であるAを求めます。

ステップ6：介入後の累積グラフと平均的な**基準累積グラフ**を比較します。レベルを決めて、累積件数を比較し、累積件数差B（介入効果：平均的な基準累積グラフ件数－介入後の累積グラフ件数）を求めます。

ステップ7：介入効果となる**累積件数差**B（介入後の累積件数下方変動件数）とゆらぎを反映するAの関係から次のような介入による**有意性の判定**を行います。

①累積件数差BがAの2倍以上の場合　→　明確な（有意な）介入効果が見られる
②累積件数差BがAの1～2倍未満の場合　→　弱い**有意な介入効果**が見られる
③累積件数差BがAの0～1倍未満の場合　→　介入効果なのか、**ゆらぎ**なのか判断できないが、効果が出ている可能性がある
④累積件数差BがAの－1～0倍未満の場合　→　**マイナスの介入効果**なのかゆらぎなのか判断できないが、効果が出ていない可能性がある
⑤累積件数差BがAの－2～－1倍未満の場合　→　弱い有意なマイナス介入効果が見られる。
⑥累積件数差BがAの－2倍未満の場合　→　明確な（有意な）マイナス介入効果が見られる。

　介入後の累積グラフは、件数が多い場合には、介入後の1ヶ月後、2ヶ月後、3ヶ月後を求めて平均的な基準累積グラフと比較することになります。件数が少ない場合は、例えば介入後3ヶ月間の平均的な累積グラフを描いて介入前の平均的な**基準累積グラフ**と比較して**介入効果の有意性**を判定します。

　介入効果係数と**有意性判定**の関係ですが、介入効果係数はゆらぎの程度と関係なく計算できますが、介入効果なのかゆらぎなのか不明です。有意性判定を入れることにより介入効果係数の信頼性が担保されます。相関係数の有意性検定の場合も相関係数は計算できますが、有意な相関か否かを検定しています。介入効果係数と相関係数は関係がありませんが、いずれも変動を反映した係数を求めている点で共通性があります。

11-3 仮データによる介入策評価

　データを用いて介入効果を調べてみましょう。ここでは3ヶ月間の累積グラフの平均グラフを求めて、レベル5で評価することにします。グラフは省略しますが、3ヶ月間のレベル

5の累積件数が次のようになっていたとします。

 介入1カ月前のレベル5累積件数　・・・　210件

 介入2カ月前のレベル5累積件数　・・・　230件

 介入3カ月前のレベル5累積件数　・・・　220件

 レベル5の3ヶ月平均累積件数は220件になります。レンジは最大件数と最小件数の差なので、230 − 210 = 20　がレンジになります。レンジの半分がAなので、A = 10　になります。

 介入後のレベル5累積件数を次のように観測したとします。

 介入1ヶ月後のレベル5累積件数　・・・　210件

 介入2ヶ月後のレベル5累積件数　・・・　180件

 介入前月平均累積件数は220件なので、介入1ヶ月後の累積件数差Bは220件 − 210件 = 10件になり、B=10件です。介入1ヶ月後は、累積件数差BがAの1倍になるので、「弱い有意な介入効果が見られる」という評価になります。レベル5までの介入効果係数は0.045（10/220）です。介入2カ月後は、B = 220件 − 180件 = 40件なので、介入2ヶ月後は、B = 40件で、BはAの4倍になっており、「明確な介入効果が見られる」という評価になります。介入2ヶ月後の介入効果係数は0.18（40/220）となり、約2割の介入効果が出ています。

11-4　診療日数や介入時期、効果測定開始日の介入効果測定への影響

 診療日数が異なる月での**介入効果測定**への影響ですが、標準化件数を用いていれば問題ありません。延患者数により、診療日数や報告件数、発生件数が標準化されるので介入効果測定に影響はないと考えています。

 介入は必ずしも月初めや月末に行われるとは限りません。月中旬に介入する場合もあります。このような場合の介入測定方法について触れておきます。様々な方法があると思いますが、複雑化を避けるためここでは介入を月上旬か下旬かに分けて考えています。このような対応の場合、平均的基準累積グラフは介入月の前の月までのデータを用いて導出します。例えば8月の上旬（1日〜15日）に介入した場合の平均的基準累積グラフは7月までのデータを用います。また介入効果の測定は9月からとします。介入が8月下旬（16日〜31日）の場合の効果測定は10月からとします。この場合も平均的基準累積グラフ導出データは7月までのデータを用います。このような対応をとっているのは、介入効果の影響を測定する期間を少なくとも半月以上と考えているからです。介入効果の解釈として、介入が月前半か後半かにより効果測定開始月が異なることに注意が必要です。

11-5 チャレンジ～貴院の介入効果の検証

チャレンジ：貴院について、介入評価を試みてみましょう。ステップは次の通りです。

　ステップ1：介入策を企画しましょう。介入は病院全体か部門か決めましょう。

　ステップ2：介入時期を決めましょう。

　ステップ3：介入前の3ヶ月の累積グラフを作成しましょう。

　ステップ4：累積グラフから平均的基準累積グラフを作成しましょう。

　ステップ5：評価レベルをレベル5までにしましょう。

　ステップ6：介入前3ヶ月間の、範囲（レンジ）＝ 最大累積件数 － 最小累積件数の半分
　　　　　　　である A を求めましょう。

　ステップ7：介入後2ヶ月間の累積件数差 B（介入効果）を求めましょう。

　ステップ8：2ヶ月分の介入効果係数を求めてみましょう。

　ステップ9：有意性判定方法を用いて介入効果の有意性を判定しましょう。

医療安全で重視すべきコミュニケーションポイント

株式会社 C-plan 代表取締役
医療経営コンサルタント　医療接遇アドバイザー
小佐野美智子

　日々忙しく慌ただしい医療現場が安全に保たれるために、職員同士が対患者さんへの関わりの中で、些細な違和感（もしかしたら危険な状態、間違えではないか）があった際に、いかに気づいて声を掛け合うことができるかがとても重要になります。その際、どのようなことに気にかけていたほうがよいでしょうか。現場でのノンテクニカルスキルにおいて、長年アドバイザーとして関わりを持たせていただいた中で、気づいた点についてお伝え致します。

　医療現場では、テクニカルスキル（ビジネススキル）、ノンテクニカルスキル（ヒューマンスキル）は両輪で回していく必要があります。なぜならば、対患者に向けての関わりが非常に重要であるからです。さらには、医療現場の職員同士の関係性も問われていきます。それは、関係性が悪いと「ちょっとこれ違うような気がする」などと、なんとなく違和感を持った職員が、「先生、この患者さんで間違いないですか？」と確認をしたとき、「これでいいんだ!!（こちらの仕事に疑いをかけて失礼だ）」というニュアンスの返答が来ると、その職員は二度と確認したくなくなるか確認しづらくなります。関係性が良い場合、何かちょっと違うような気がするという直感レベルで「念のため確認なのですが、○○○で間違いないでしょうか？」と確認することができます。その結果、ミスを防ぐことができた、ということは具体的に現場で起きているのです。

　医療事故は、確認しやすい組織風土を醸成することが重要だといえます。ある大学病院では2チャレンジルールというルールを設けていて、「2回は言っていい」。その際は、権威勾配を防ぐために、若手看護師、技師などが目上の先生に対して気づいたときに言える環境を作るための仕組みです。「しつこい」と言わない、またそのようなリアクションをしないことが重要といえます。心理的安全性の高い組織（意見を言いやすい）の醸成が医療現場の安全を保つことにつながります。お互い、職位、職種、経験年数、年齢を問わず、普段から職員同士が「尊重」する言葉がけ、態度、表情が常に出せるよう日々意識し行動することで、結果的には医療安全が保たれることにつながるのです。

12章

医療安全ピラミッド
尖り危険度のグラフ化

〈概要〉

　医療安全ピラミッドが尖っている場合、重大事故の割合が多くなりますが、この程度を分布関数グラフで表し、グラフの活用方法を解説しています。分布関数グラフは、横軸にインシデント・アクシデント・レベルを、縦軸に累積パーセントをとります。全体のレベル別報告件数または発生件数の割合を求め、レベルごとに累積してゆき、その数値をプロットすると分布関数グラフが得られます。分布関数グラフは縦軸に近づくほど、上の横軸に近づくほど、尖り（重大）危険度が低下します。分布関数グラフは、尖り危険度の時系列比較、診療科間比較、部門間比較が可能です。分布関数グラフのレベルの統計量を視覚的に把握可能です。

KEYWORD

医療安全ピラミッド、尖り危険度グラフ、重大事故割合、分布関数グラフ、累積グラフ、インシデント・アクシデント、累積構成割合、レベルの割合、報告漏れ、特性比較分析、データの収集期間単位

12-1 医療安全ピラミッドの尖り危険度比較

　医療安全ピラミッドが尖っている場合、重大事故の割合が多くなるので、危険度の高いピラミッド構造になります。医療安全ピラミッドの尖り危険度を表すピラミッドは件数ではなく、パーセントで示され全体で100％になります。

　図12-1の図Aと図Bは同じ件数の医療安全ピラミッドですが、図Aのピラミッドの方が尖っています。累積グラフのピラミッドとは異なり、ピラミッドのレベル量は件数ではなくパーセントで示されます。ピラミッドの尖り比較は、ピラミッドの大きさの差や尖りの差が組み合わさるとわかりにくくなるのでグラフ化が重要になります。

　累積グラフでは横軸がレベル、縦軸が累積件数で示されましたが、尖り危険度のグラフでは横軸がレベル、縦軸が累積パーセントで示されています。レベルに対応する累積パーセントを結んだグラフを分布関数グラフと呼んでいます。分布関数は統計用語ですが、ここでは同じ意味で分布関数グラフと呼ぶことにします。ここでのレベルは離散量ですが、レベル間にも数値レベルがあるという解釈です。

　図12-1の右側のグラフは、横軸にレベルを、縦軸に累積パーセントを示している分布関数グラフです。

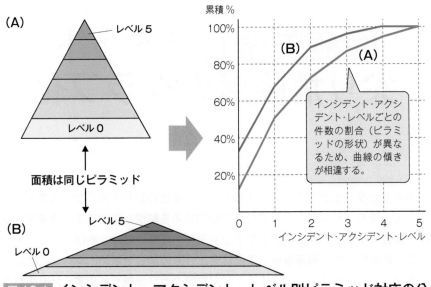

インシデント・アクシデント・レベル別ピラミッド対応の分
布関数グラフ

出典：著者等科研費研究グループ作成

12-2 医療安全ピラミッドの尖り危険度累積グラフ化（分布関数グラフ）

　ピラミッドの尖りをグラフ化してみることにします。どのようにして**医療安全ピラミッド尖り危険度**を**分布関数グラフ**として描くかですが、**表 12-1** に模擬データが示されているのでそれを参考に説明します。**表 12-1** の表は**インシデント・アクシデントの構成割合**を3ヶ月間記載しています。3ヶ月前から1ヶ月前までの3ヶ月間です。各月ごとにピラミッドの構成割合がわかります。例えば2ヶ月前のレベル2の割合は24.8%です。

表 12-1 インシデント・アクシデントの構成割合・累積構成割合

	レベル0	レベル1	レベル2	レベル3	レベル4	レベル5	レベル6	合計
3ヶ月前	35.7	27.1	22.1	10.0	4.3	0.7	0	100
2ヶ月前	36.0	28.0	24.8	9.6	1.6	0	0	100
1ヶ月前	40.5	28.8	22.5	8.1	0	0	0	100

出典：著者等科研費研究グループ作成

　表 12-2 の表はインシデント・アクシデントの累積構成割合を表しています。例えば、2ヶ月前のデータで見ると、レベル0が36.0%、レベル1までの累積が、36.0% + 28.0% = 64.0%、レベル2までの累積パーセントは、64.0% + 24.8% = 88.8%、レベル3までの累積は、88.8% + 9.6% = 98.4% になります。

　これらのデータをレベルごとに**累積パーセント**をプロットしていくと、ピラミッドが曲線に変換されます。累積グラフと異なり、いずれのピラミッドもレベル6（最大レベル）で必

表 12-2

	レベル0	レベル1	レベル2	レベル3	レベル4	レベル5	レベル6
3ヶ月前	35.7	62.9	85.0	95.0	99.3	100	100
2ヶ月前	36.0	64.0	88.8	98.4	100	100	100
1ヶ月前	40.5	69.4	91.9	100	100	100	100

　　　　　　　　　　　↑　　　　　↑
　　　　　　　レベル0＋レベル1　　　レベル1（累積）＋レベル2　　　レベル3～6も同様

ず100％になります。レベル6の前に100％になることもあります。どのような分布関数グラフだと尖り危険度が小さくなるかですが、グラフが縦軸に接近するほど、上の横軸に接近するほど、尖り程度が少なくなります。なぜなら分布関数グラフが縦軸に近い、上の横軸に近いということは、低いレベルの割合が多い、または高いレベルの割合が少ない医療安全ピラミッドであることを示しているからです。このため、分布関数グラフが縦軸に近いほど、上の横軸に近いほど重大事故の危険度が下がります。分布関数グラフの動きを見れば危険状態になりつつあるか、危険状態が改善しているかがわかります。分布関数グラフを求める場合は、インシデント・アクシデント件数の標準化は必要ありません。分布関数グラフは累積グラフと異なり、医療安全ピラミッドの尖りの程度をレベルとパーセントでモニタリングするからです。

【重要ポイント】分布関数グラフは縦軸に接近するほど、上の横軸に近づくほど、尖り（重大）危険度が低下する。医療安全ピラミッドの尖りの程度は、レベルと累積パーセントでモニタリングする。

12-3　尖り危険度の分布関数グラフによる時系列比較

　尖り危険度を分布関数グラフで表していますが、月別変動や年変動などの時系列データで分布関数グラフの変化を示すことができます。図 12-2 は3ヶ月間の分布関数グラフを描いたものです。

　この分布関数グラフでは、1ヶ月前が最も縦軸に近く、上の横軸に近いので、3ヶ月間で最も重大事故割合が少なかった月であることを示しています。3ヶ月前が最も重大事故割合が多いことがわかります。3ヶ月前では、レベル4で事故が起こっていますが、1ヶ月前ではレベル4の事故はなく、レベル3までの事故発生になっています。

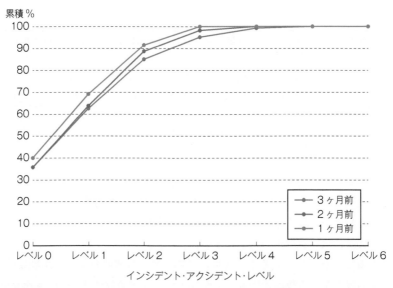

図 12-2 インシデント・アクシデントの分布関数 3ヶ月間比較

出典：著者等科研費研究グループ作成

12-4 尖り危険度の分布関数グラフによる病棟間等比較

　尖り危険度の分布関数グラフを用いて病棟や診療科、診療部門等での比較も可能です。例えば、外科病棟、内科病棟、混合病棟でのインシデント・アクシデントデータをそれぞれ求め、レベルごとの割合を計算して累積構成割合が求められれば、それぞれの病棟の分布関数グラフを描くことができます。累積構成割合計算のステップについて説明します。

　ステップ1：3つの病棟のレベル別件数を調べる
　ステップ2：それぞれの病棟のレベル別件数パーセントを求める
　ステップ3：レベル別件数パーセントをレベルごとに累積してゆく
　ステップ4：累積パーセントを用いて3つの分布関数グラフを描く

　これらの分布関数グラフの形状から、縦軸に近いか遠いか、上の横軸に近いか遠いかを判断して、各病棟の尖り危険度を判断します。

12-5 分布関数グラフの形状とレベル割合の関係

　分布関数グラフの形状は**レベルの割合**で変わります。図 12-3 はレベルの割合による分布関数グラフの形状を表しています。グラフ A はレベル1と2の割合が少なく、レベル4の割合が多い場合のグラフで、**報告漏れ**が生じているグラフです。グラフ B はレベル3と4の割合が多い場合のグラフで、これも報告漏れが生じているグラフです。グラフ A と B はS字型のグラフになっていますが、このようなグラフは大きいレベルの割合が多く、低いレ

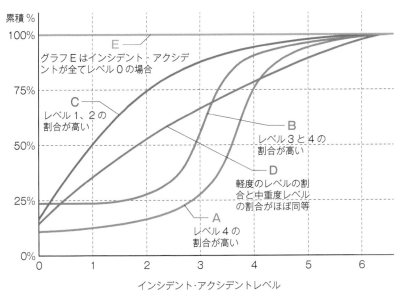

図 12-3 分布関数グラフの形状とレベルの割合の関係

ベルの割合が少ないので、見かけ上**重大な医療事故**の多いことを示しています。このような形状が見られる場合は、実際に重大な医療事故が多くなっているか、もしくは、報告漏れが出ていることを示しています。グラフCはレベル1と2が多い**標準的な分布関数グラフ**です。グラフDは、直線に近いので軽度のレベル割合と中重度の割合がほぼ同等の場合の形状で、通常は考えられないグラフです。グラフEはインシデント・アクシデントがレベル0のみのグラフで、これも通常は考えられないグラフです。インシデント・アクシデント発生に気づいていないか、全てレベル0の特異なケースです。このように分布関数グラフの形状を見ることにより、医療安全ピラミッドの形状を把握できているか否かを判断することも可能です。

12-6 分布関数グラフ活用の分野とデータの期間

分布関数グラフは次のような分野で**特性比較分析**が可能です。
・病棟や診療科の医療安全レベル（尖り安全危険度）の時系列変化
・病院の同じ時期の医療安全レベル（尖り安全危険度）の年度間比較
・病棟間、診療科間の医療安全レベル（尖り安全危険度）比較
・インシデント・アクシデント要因比較

また分布関数グラフのレベルの統計量を視覚的に把握できます。
【分布関数グラフのレベル統計量】
中央値、パーセンタイル、四分位偏差（散らばりを反映する統計量：第 1 四分位数を Q1、第 3 四分位数を Q3 とした時の Q3 と Q1 の差（四分位範囲）の半分）

分析対象データの収集期間単位は、1週間、2週間、1ヶ月、3ヶ月、6ヶ月、1年などで、病院の医療モニタリング体制やインシデント・アクシデントの件数に応じて収集することが肝要です。

12-7 チャレンジ～貴院の病院全体時系列比較

チャレンジ1：貴院について、病院全体の3ヶ月間のレベル別件数パーセント、累積パーセントを計算して分布関数グラフを描いてみましょう。

チャレンジ2：また分布関数グラフから、3ヶ月間の尖り危険度について分析してみましょう。

【参考文献】

1) 関田康慶、柿沼倫弘、北野達也、佐藤美喜子、石垣政裕、渡辺正見.「医療安全管理モニタリング方法の開発」. 医療情報学, 32, 2012, 492-495.

13章

分布関数グラフの詳細な分析

〈 概要 〉

　ピラミッド尖り危険度を反映する分布関数グラフの詳細な分析方法について解説しています。分布関数グラフの基本的分析方法、分布関数グラフの特徴把握方法について解説しています。分布関数グラフが縦軸に近い位置にあるほど、尖り度が小さいピラミッドで、医療安全の危険度が低いことを示しています。分布関数グラフを縦軸の視点からと横軸の視点から分析する方法を解説しています。また分布関数グラフが複数の場合のグラフ比較方法と分析方法、分布関数グラフが交差する場合の比較方法と分析方法について解説しています。

KEYWORD

分布関数グラフ、インシデント・アクシデント・レベル、累積割合、医療安全ピラミッド、尖り危険度、中央値、分布関数グラフ比較方法

13-1 分布関数グラフの危険度詳細比較方法

　分布関数グラフの基本的分析方法を**図 13-1**、**図 13-2**、**図 13-3** を用いて解説します。基本的分析方法として、①～③を提示しています。

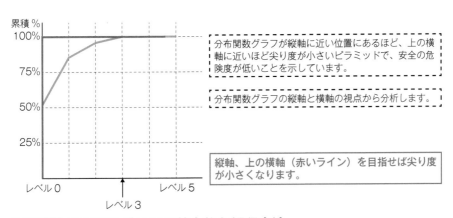

図 13-1 分布関数グラフの基本的な解釈方法

出典：著者等科研費研究グループ作成

①分布関数グラフが縦軸に近い位置にあるか、上の横軸に近いか否かで分析します。
②分布関数グラフを縦軸の視点から分析します。
③分布関数グラフを横軸の視点から分析します。

　これらの分析視点から**分布関数グラフの特徴**を把握することができます。分布関数グラフが縦軸に近い位置にあるほど、上の横軸に近いほど、尖り度が小さいピラミッドで、安全の危険度が低いことを示しています（図 13-1）。

　図 13-2 の A 病院の**インシデント・アクシデント・レベル**の**中央値**を知りたい場合は、縦軸でみます。①～③のプロセスで分析します。

①中央値（50 パーセンタイル値）から横軸に平行線を引きます。
②**分布関数グラフと交差**したところから縦軸に平行線を引きます。
③縦軸の平行線と横軸の交点が中央値です。ここでは 0.8 くらいが A 病院のインシデント・アクシデント・レベルの中央値ということになります。
　75 パーセンタイルでも同様の対応を行います。

A 病院のインシデント・アクシデント・レベルの中央値を知りたい場合（縦軸でみる）

①50 パーセンタイル値（中央値）から横軸に
　平行線を引く。
②分布関数グラフと交差したところから縦軸に
　平行線を引く。
③ここでは 0.8 くらいが A 病院のインシデント・アクシデントレベルの中央値ということになる。

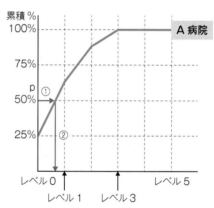

図 13-2 **分布関数グラフを縦軸の視点から解釈する**

出典：著者等科研費研究グループ作成

　B 病院のインシデント・アクシデント・レベルのレベル 3 までの**累積割合**を知りたい場合は横軸でみます。図 13-3 に示しているとおり、
①レベル 3 から縦軸に平行線を引きます。
②分布関数グラフと交差したところから横軸に平行線を引きます。
③平行線と縦軸の交点が累積割合になります。この図ではレベル 3 までの 95% くらいが B 病院のインシデント・アクシデントの累積割合になっています。
　ここではレベル 3 までを取り上げましたが、他のレベルについても同様の対応になります。

B 病院のインシデント・アクシデント・レベルのレベル 3 までの累積割合を知りたい場合（横軸でみる）

①レベル 3 から縦軸に平行線を引く。
②分布関数グラフと交差したところから横軸に平行線を引く。
③ここでは 95% くらいが B 病院のインシデント・アクシデントの累積割合ということになります。

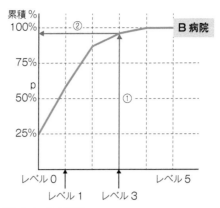

図 13-3 **分布関数グラフを横軸の視点から解釈**

出典：著者等科研費研究グループ作成

13-2 分布関数グラフが複数の場合の比較方法

　分布関数グラフ（医療安全ピラミッド尖り危険度グラフ）が複数になった場合の比較方法について図 13-4 を参考に説明します。スタート時点も含めて 4 ヶ月の分布関数グラフが描かれています。

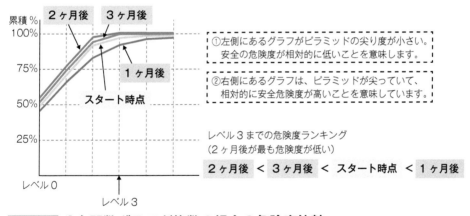

図 13-4 **分布関数グラフが複数の場合の危険度比較**

出典：著者等科研費研究グループ作成

　分布関数グラフが複数になった場合の比較として、最初はグラフ全体で縦軸に近い分布関数グラフを順位で比較します。

　図 13-4 では、医療安全危険度が低い順に、

　　2ヶ月後　＜　3ヶ月後　＜　スタート時点　＜　1ヶ月後

となっています。結果として、2ヶ月後の**安全危険度**が最小に、1ヶ月後の安全危険度が最大になっています。なぜなのかは病院の実情を踏まえて検討することになります。

　複数の分布関数グラフ比較の場合で、50 パーセンタイル値（中央値）で 1 ヶ月後の変化を捉えたい場合の対応については図 13-5 を用いて説明します。

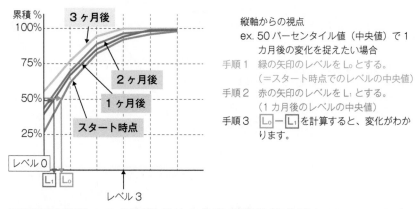

図 13-5 複数の分布関数グラフの中央値比較分析

出典：著者等科研費研究グループ作成

縦軸の視点から、50 パーセンタイル値（中央値）で1ヶ月後の変化を捉えたい場合、次の手順で求めていきます。

手順1：スタート時点の**中央値**のレベルを L_0 とします。
手順2：1ヶ月後の中央値のレベルを L_1 とします。
手順3：1ヶ月後の中央値の変化は、$L_1 - L_0$ で求められます。
手順4：2ヶ月後の中央値の変化も同様に求めてゆけば中央値の変化がわかります。

3ヶ月後のグラフの中央値は求められないので、3ヶ月後のグラフを比較対象とする場合は、75 パーセンタイル（上から 25%）のレベルを計算して変化を求めることができます。

13-3 分布関数グラフが交差する場合の比較方法

分布関数グラフが交差しない場合の比較は簡単ですが、**分布関数グラフが交差**する場合は別の視点が必要です。

図 13-6 のように2つの分布関数グラフが交差している場合は、レベルごとに縦軸に近いグラフ（**尖り危険**度が低い）を探します。レベル1までは、赤のグラフが医療安全の尖り危険度が低いことを表しています。しかしレベル2以降では、緑のグラフが縦軸に近く、上の横軸にも近くなっているので、レベル2以降は緑のグラフの方が**医療安全の尖り危険度**が低いことを表しています。

では全体ではどういう評価になるでしょうか。重要なのはレベルの高い方で縦軸に近く、上の横軸にも近い方が医療安全上優れているということです。レベルの高い方では緑のグラフが縦軸に近く上の横軸にも近いので、緑のグラフの方が尖り危険度が低いと解釈されます。

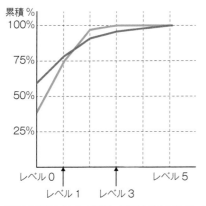

２つの分関数グラフが交差しているとき

交差しているレベルまでの区間では、縦軸に近い方のピラミッドの尖り度が小さく、相対的に安全の危険度が低いことを示しています。

➡ 左の図では、レベル１までは、赤の方が安全の危険度が低い
レベル２以降は、緑の方が安全の危険度が低い

全体では、
赤の方が危険？　or　緑の方が危険？

図 13-6 分布関数グラフが交差するときの比較

出典：著者等科研費研究グループ作成

13-4 チャレンジ～貴院の３ヶ月間グラフ比較

チャレンジ１：貴院での３ヶ月間の分布関数グラフを描いてみましょう。

チャレンジ２：グラフから医療安全尖り危険度を調べてみましょう。分布関数グラフの全体傾向、縦軸、横軸からの分析を試してみましょう。

14章

医療安全対策介入効果の分布関数
グラフによる評価方法と応用分野

〈 概要 〉

医療安全対策による介入効果を、尖り危険度を反映する分布関数グラフを用いて
評価する方法について解説します。介入後の分布関数グラフが縦軸方向に移動して
いれば介入効果ありです。介入による横軸のレベル効果を測るには、縦軸の累積パ
ーセントの点から横軸に平行線を引き、分布関数グラフとの交点から縦軸に平行線
を引いた横軸との交点を比較して介入前後のレベル差を効果とします。介入による
累積パーセントの効果を測るには、レベルから縦軸に平行に直線を引き、分布関数
グラフとの交点から横軸に平行に直線を引き、縦軸との交点の累積パーセントの差
が介入効果です。介入効果を連続的に把握することも可能です。

KEYWORD
医療安全対策、介入効果、尖り危険度、分布関数グラフ、中位数、レベル改善効果、累
積パーセント改善効果、介入効果の連続評価、応用分野

14-1 介入効果測定と効果の評価

医療安全対策による**介入効果**を、**尖り危険度**を反映する**分布関数グラフ**を用いて評価する
と、**図14-1**のようなグラフが得られます。介入により、介入前の分布関数グラフ（A）が、
介入後に分布関数グラフ（B）にシフトしています。介入後のグラフが縦軸方向にシフトし
ている（上の横軸方向へもシフトしている）ので、尖り危険度が低下していることになりま
す。

14-2 累積パーセント（縦軸）からの
介入効果測定と評価

介入による**横軸のレベル効果**を測るには、**縦軸の累積パーセント**の点から横軸に平行線を
引き、**分布関数グラフ**との交点を確認し、交点から縦軸に平行線を引いて横軸と交わった点
が累積パーセントに対応するレベルです。例えば**中央値**（50パーセンタイル値）の累積パ
ーセントでみると、介入前はレベルQ2でしたが、介入後は、レベルQ1になっています。

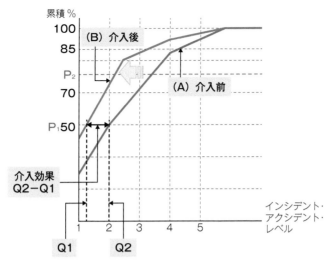

図 14-1 介入後の分布関数のレベル、累積パーセントの変化

出典：著者等科研費研究グループ作成

これを見ると、介入により、**中央値の評価**では、Q2 − Q1 の**レベル改善効果**（横軸の介入効果）が見られたことになります（図 14-1）。ここでは中央値について取り上げましたが、他の累積パーセント（P_2）についても同じ対応になります。

14-3 レベル（横軸）からの介入効果測定と評価

　介入前後で**累積パーセント**がどう変化したかを測るためには、図 14-1 のあるレベルから縦軸に平行に直線を引き、**分布関数グラフ**との交点を確認し、交点から横軸に平行に直線を引いて、縦軸との交点を求めます。この交点が累積パーセントに対応しています。例えばレベル 3 についてみると、介入前の分布関数グラフ（A）との交点が得られます。この交点から横軸に平行線を引き縦軸との交点が累積パーセントで約 70％になっています。介入後は同様にして、分布関数グラフ（B）との交点を求め、横軸に平行線を引いて縦軸との交点を求めると約 85％になります。この結果、介入により累積パーセントは約 70 から 85 に増加して、ピラミッドの尖り度を反映する累積パーセントが約 15％増加（尖り度が低下）がわかります。他のレベルについても同様の対応になります。

14-4 介入効果の連続評価

　介入効果は介入後、数ヶ月見込まれるので、介入後数ヶ月の**連続効果**の評価が必要です。この場合は、数ヶ月の**分布関数グラフ**を描いて、分布関数グラフ全体の縦軸へのシフト変化、縦軸の累積パーセントから見たレベル変化、横軸のレベルから見た**累積パーセント変化**を通じて介入効果の全体像を把握します。介入によるグラフ変化が無くなれば、そこまでの介入

効果となります。

14-5 分布関数グラフを用いた介入効果測定の応用分野

　分布関数グラフを用いた**介入効果の測定**は、医療管理や医療安全の質等様々な分野でも活用できます。例えば、後方連携の充実（介入）や新たな**クリティカルパス**を導入した際に、**入院日数**にどの程度の効果をもたらしたかを評価する場合に活用できます。この場合、横軸に入院日数をとり、縦軸に累積パーセントをとり、介入前後の分布関数グラフを描くと効果を視覚的に明らかにすることができます。分析方法はすでに述べた方法の適用になります。褥瘡のケア・治療の質向上の介入について、新たなプロトコールを導入した効果を測る場合、横軸にステージ分類、縦軸に累積パーセントをとり、介入前後の分布関数グラフを描くと介入効果がわかります。

　また**パレート分析**やクリティカルパスの**バリアンス分析**も分布関数グラフを用いて分析できますが、これらについては第23章、第24章で詳しく解説します。

14-6 チャレンジ～貴院の介入効果の検証

チャレンジ1：貴院での改善（介入）策を決めましょう。

チャレンジ2：介入し、介入効果を分布関数グラフで評価してみましょう。評価はグラフの全体評価、縦軸からと横軸からの評価です。

医療安全管理水準の類型化グラフ分析

〈 概要 〉

医療安全管理水準をピラミッドの大きさ危険度と尖り危険度の視点から類型化グラフを求める方法について解説しています。縦軸に医療安全ピラミッドの大きさ（医療安全ピラミッドの標準化累積件数）を、横軸にアクシデント割合をとり、分析対象をグラフ上にプロットします。医療安全ピラミッドの大きさである縦軸の標準化累積件数の平均値から横軸に平行線を引き、アクシデント割合の平均値から縦軸に平行線を引くと4つの象限が得られます。それぞれの対象が4象限のどこに位置するかにより医療安全管理水準を判定します。この章では対象として診療科、1ヶ月毎の時系列、病棟を取り上げて比較を行っています。病棟の場合は介入効果の測定を行っています。

KEYWORD

医療安全管理水準、医療安全ピラミッド、標準化累積件数、アクシデント割合、類型化グラフ、4象限分類、類型化グラフ分析、時系列分析、介入効果分析

15-1 医療安全ピラミッドの大きさ危険度と尖り危険度による類型化グラフ

医療安全ピラミッドの**大きさ危険度**に関しては**累積グラフ**、医療安全ピラミッドの**尖り危険度**については、**分布関数グラフ**を用いて分析してきました。ここでは、**標準化累積件数**（報告件数と発生件数のいずれかを標準化した医療安全ピラミッドの大きさ）と**アクシデント割合**を使って、医療安全ピラミッドの大きさ危険度とピラミッドの尖り危険度を同時にグラフ化することを試みます。

図 15-1 はアクシデント件数 a 件と、インシデント件数 b 件から構成される医療安全ピラミッドを示しています。この場合、医療安全ピラミッドの件数は（a+b）件となり、アクシデント割合は、

AI：アクシデント割合（％）

$AI = a/(a+b) \times 100$

になります。

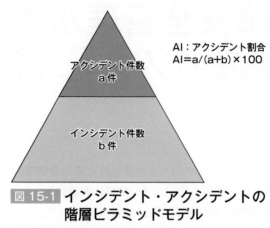

AI：アクシデント割合
AI=a/(a+b)×100

アクシデント件数
a件

インシデント件数
b件

図15-1 **インシデント・アクシデントの
階層ピラミッドモデル**

出典：著者等科研費研究グループ作成

15-2 類型化グラフと分析方法

図15-2 は縦軸に**医療安全ピラミッドの大きさ**（医療安全ピラミッドの**標準化累積件数**）を、横軸に**アクシデント割合**をとり、診療科をグラフ上にプロットしています。平均アクシデント割合（診療科のアクシデント割合の平均値）の点から縦軸に平行線を引き、標準化累積件数の平均の点から横軸に平行線を引くと4つの象限が得られます。この図のことを、「医療安全ピラミッドの大きさ危険度と尖り危険度による**類型化グラフ**」（略称：**医療安全管理水準**の<u>類型化グラフ</u>）と呼ぶことにします。

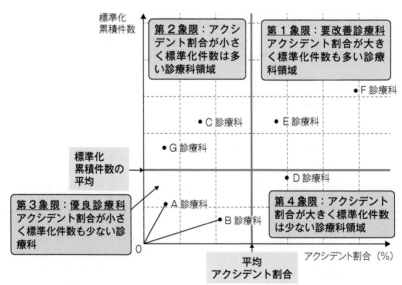

図15-2 **医療安全管理水準の類型化グラフ（診療科）**

出典：著者等科研費研究グループ作成

類型化グラフは対象を 4 つの象限に分けて分類します。

第 1 象限はグラフの右上にあります。医療安全ピラミッドとしてはピラミッドが大きく、重大事故割合が大きい領域です。この象限は、**標準化累積件数**が平均よりも多く、かつ**アクシデント割合**が平均より大きい象限なので、何らかの医療安全上の改善が必要な要改善診療科といえます。

第 2 象限はグラフの左上にあり、標準化累積件数が平均よりも多く、かつアクシデント割合が平均より小さい象限なので、この象限の診療科は標準化累積件数を減らす医療安全上の改善が必要になります。

第 3 象限はグラフの左下にあり、医療安全ピラミッドとしてはピラミッドが小さく（標準化累積件数が平均よりも少ない）、かつアクシデント割合が平均より小さい象限なので、この象限の診療科は診療科比較の視点からは望ましい医療安全環境であるといえます。さらに努力・尽力すると原点に向かうことが可能です。

第 4 象限はグラフの右下にあり、医療安全ピラミッドとしてはピラミッドが小さく、標準化累積件数は平均よりも少ないが、アクシデント割合が平均より大きい象限です。この象限の診療科はアクシデント割合を減らす医療安全上の改善が必要になります。注意すべき点は、報告件数が減ると見かけ上、診療科が第 4 象限に入ることがあります。アクシデントの報告は報告漏れが少ないと思われますが、インシデントでは報告漏れが起こり易い環境があります。**報告漏れ**がないような病院全体での対応が必要です。

15-3 時系列変化の類型化グラフ分析

病院全体や特定部門の**時系列変化**も分析可能です。図 15-3 は診療科の時系列の変化を類型化グラフで表したものです。1 月、2 月は第 1 象限に入っているので、要改善領域に入

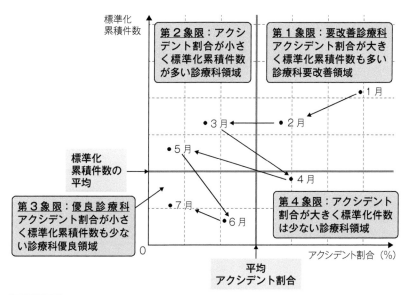

図 15-3 医療安全管理水準の類型化分析（時系列）

出典：著者等科研費研究グループ作成

っていますが、2月は標準化累積件数でもアクシデント割合でも1月より安全性が向上しています。3月は第2象限に入っており、2月よりもアクシデント割合が少なくなっています。標準化累積件数は2月と変わらないので、3月の方が2月よりも安全性が向上しているといえます。

　4月は第4象限に入っており、3月よりも標準化累積件数は少なくなっていますが、アクシデント割合が大きくなっています。この場合、報告件数が少ないために、見かけ上アクシデント割合が大きくなることがあるので、報告件数が3月よりも少なくなっていないか確認する必要があります。5月は第2象限に入っており、標準化累積件数が平均より大きいですが、アクシデント割合が平均以下で小さくなっています。4月よりも、標準化累積件数が増加していますが、アクシデント割合は減少しています。

　6月は、第3象限に入っており、標準化累積件数もアクシデント割合も平均以下で優良領域に入っています。5月よりも、標準化累積件数が少なくなっていますが、アクシデント割合が少し増加しています。7月は第3象限に入っており、標準化件数は6月よりも少し多めですが、アクシデント割合は6月よりも少なくなっています。全体を見れば、1月から7月に向かって徐々に安全性が向上している様子がわかります。

15-4 類型化グラフによる医療安全対策介入効果の評価方法

　医療安全対策介入効果を**類型化グラフ**で評価してみます。図15-4は医療安全策介入前後の病棟A、B、Cそれぞれの**標準化累積件数**と**アクシデント割合**を類型化グラフに示しています。例えば病棟Aは、介入前も介入後も要改善領域に入っていますが、標準化累積件数、アクシデント割合いずれも**医療安全管理水準**が改善しています。病棟Bは、介入前後とも

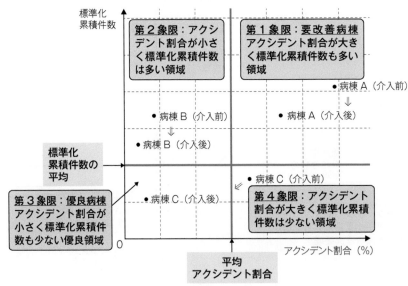

図15-4 **類型化グラフによる医療安全介入効果の評価**

出典：著者等科研費研究グループ作成

第2象限に入っていますが、介入後は標準化累積件数、アクシデント割合ともに改善しています。病棟Cは、介入前は第4象限に入っていますが、介入後は第3象限に入っており、標準化累積件数とアクシデント割合に介入効果が見られます。どの程度の介入効果であるかは、標準化累積件数とアクシデント割合それぞれの横軸、縦軸の変化に対応しています。

　今までの議論では、横軸をアクシデント割合としてきましたが、レベル2以上の割合等、レベル割合を変えることも可能です。医療安全モニタリングで関心のあるレベル割合の選択は可能ですが、アクシデントがある場合はアクシデント割合を横軸にするのが基本です。

15-5 チャレンジ～貴院の類型化グラフ分析

チャレンジ1：貴院の6ヶ月間の類型化分析（時系列）グラフを作成してみましょう。

チャレンジ2：グラフの月間変化を矢印で確認し、その理由を考えてみましょう。

【参考文献】
1）関田康慶，柿沼倫弘，北野達也，佐藤美喜子，石垣政裕，渡辺正見.「医療安全管理モニタリング方法の開発」. 医療情報学, 32, 2012, 492-495.

医療安全で重視すべき院内体制

医療法人社団東光会戸田中央総合病院
特任顧問　医療の質・安全管理室 室長
前副院長　**石丸　新**

　医療法第6条に定められた医療安全のための体制確保を目的として、医療安全管理部門の設置が義務付けられています。その組織立てについては必ずしも一定でなく、各医療施設の実情に応じて様々な形式で実施されているのが現状ですが、一般的には最高議決機関である医療安全管理委員会と、施設内各部署に配置された医療安全管理者あるいは推進者（セイフティマネジャー）を統括して実働する医療安全管理室、あるいは対策室を中核として構成されています。

　当院では、これら組織的な指揮命令系統によるトップダウンと、院内各部署の職員全員で構成する職場安全会議における伝達や提案と、患者相談窓口および職員の内部情報提供窓口による情報収集をボトムアップとする双方向性安全管理体制により、情報共有システムを構築しています。さらに、医療の質指標（QI）を活用した安全管理活動の評価、いわゆるピアレビューの機能をもつ医療の質・安全管理室の設置により、質の高い医療の提供を目指しています。

　また、2015年に制定された医療事故調査制度に則った院内死亡全例調査による検証と、M&Mカンファランスへの事例フィードバックによる支援活動が、医師の患者安全意識の醸成に一定の成果を果たしています。

　「ひとは誰でも間違える」、いや「ひとは間違える動物である（動物も間違えるのだが…）」。安全管理はその大原則に基づいて実践されています。医療事故をゼロにする努力は果てしなく、「ひとは見たいものしか見えない」という現実に直面するたびに限界を知り、またそれを乗り越えようとして活動を続けます。ひとがどれほど間違えようが、その結果が全く事故につながらない鉄壁の安全装置（システム）を確立する努力が果てしなく続いてゆくなかで、完全無欠な人間を求める類の轍だけは踏まぬよう、肝に銘ずる日々です。

16章

医療安全ピラミッドモデルの
活用方法

〈 概要 〉

　医療安全委員会や研修会では様々な資料が医療安全向上のため活用されています。本章では、医療安全ピラミッドモデル分析から医療安全委員会や研修会で活用できる資料を紹介しています。また医療安全モニタリングとマネジメントサイクルの視点から医療安全対策効果を把握できる APDEA マネジメントサイクルを解説しています。医療安全ピラミッドモデルを用いた医療安全の分析プロセスの解説、リスクパスのピラミッド構造、ハイリスクパス分析の解説、リスクパス、ハイリスクパスの指標、アクシデントやインシデントを減らす要因発見方法、ハイリスクパス分析を用いた RCA 分析対象となる適切な事例抽出方法等について解説しています。

KEYWORD

医療安全委員会、研修会、医療安全ピラミッドモデル、医療安全モニタリング、マネジメントサイクル、APDEA、分析プロセス、リスクパス、ハイリスクパス、指標、リスクパスピラミッド、要因発見方法、RCA

16-1 医療安全ピラミッドモデル分析の医療安全委員会での活用資料

　医療安全委員会では、インシデント・アクシデントのレベルや件数、インシデント・アクシデントの種類・発生要因、重大事故の内容と原因調査、要因分析、患者側とのトラブル対応・訴訟、予期せぬ死亡と事故調査委員会対応、研修会企画内容、医療安全介入策の検討、介入効果の評価等が報告・検討されています。これらの分析に役立つのがすでに述べてきた**医療安全ピラミッドモデル分析**・理論の様々な分析方法や**モニタリング**の考え方です。

　医療安全委員会では、限られた時間で病院の医療安全管理に資する情報を共有して対応する必要があるので、医療安全委員会で活用できる資料作成が医療安全モニタリングの視点から重要になります。

　図 16-1 には、医療安全委員会で活用できる医療安全ピラミッドモデル分析の資料を示しています。病院全体のレベル別報告件数と発生件数の標準化件数、報告件数と発生件数の比、延べ入院患者当たりの発生確率、**ゆらぎ係数**、要因分析、**累積グラフ分析**、**分布関数グラフ分析**、**類型化グラフ分析**、**介入効果分析**等をあげています。

```
1   インシデント・アクシデントの病院全体レベル別月別報告件数とグラフ（標準化件数）
2   インシデント・アクシデントの病院全体レベル別月別発生件数とグラフ（標準化件数）
3   インシデント・アクシデントの病院全体レベル別月別報告件数と発生件数の比と比較グラフ
4   インシデント・アクシデントの病院全体レベル別月別発生確率（延入院患者当たり）
5   インシデント・アクシデントのレベル別診療科や部門比較件数とグラフ（標準化件数）
6   インシデント・アクシデントのレベル別ゆらぎ係数
7   インシデント・アクシデントの種類とレベル別件数（標準化件数）
8   インシデント・アクシデントの発生要因とレベル別件数（標準化件数）
9   発生要因分析と結果
10  累積グラフ分析
11  分布関数グラフ分析
12  類型化グラフ分析（標準化件数）
13  介入効果分析（介入効果係数と有意性分析）
```

図 16-1 **医療安全ピラミッドモデル分析の医療安全委員会での活用資料**

出典：著者等科研費研究グループ作成

インシデント・アクシデントの**医療安全モニタリング**の視点から、病院は過去数ヶ月間の報告件数や発生件数の把握が重要です。これらの件数は実データだけでなく、標準化されたデータがないと実態把握ができません。**医療事故発生確率**が同じでも患者数が異なると正確な報告件数や発生件数が把握できなくなるからです。標準化されたデータを用いることにより、正確な医療安全モニタリングが可能になります。

インシデント・アクシデントの報告件数は多い方が望ましく、発生件数は少ない方が望ましいことはすでに説明していますが、特に重大事故については発生件数が少ないことが望まれます。重大事故が増加傾向にあれば原因究明が必要になります。原因究明のためには、ある程度仮説を立て、その要因の標準化されたデータを用いた医療安全ピラミッドモデル分析を行い要因の変化をグラフから確認することになります。

インシデント・アクシデントの**報告件数と発生件数の比**は、**報告漏れ**のモニタリング指標として有効です。報告件数と発生件数の比が2以下になると、職員を対象に報告を積極的に促すモニタリングアラームが必要になります。報告漏れは**ゆらぎ係数**にも影響するので、ゆらぎ係数のモニタリングも必要です。ゆらぎ係数を小さくすることは医療安全モニタリングの正確性を向上することになります。

医療安全委員会では、時間制約もあるので、毎回の定期的な報告事項と必要に応じて報告する不定期的報告事項の組み合わせが必要です。医療安全モニタリングでは定期的な報告事項が重要になります。定期的報告事項では、病院全体の過去3～6ヶ月の**標準化レベル別件数**を用いて、**累積グラフ分析**、**分布関数グラフ分析**、**類型化グラフ分析**を行い、医療安全管理に関する問題が病院全体として起こっていないかを確認します。また**標準化報告件数**と**標準化発生件数**の比、**ゆらぎ係数の変動**も定期的に把握する必要があります。これらの情報把握は病院全体の医療安全管理状況を把握するのみでなく、個別の事例検討の際にも役立ちます。

16-2 医療安全研修会での活用方法

　医療安全研修会では、研修を行うことにより職員が医療安全管理に関心を持ち、医療事故を生じない対応ができるような情報提供が必要です。職員にとって関心があるのは病院の医療安全管理状態であるので、医療安全モニタリング情報から職員に提供する情報を適切に抽出して提供することが職員の関心につながります。また、分析結果を提供して医療安全モニタリング情報を共有することやグループ討論等を通じて職員の医療安全管理の意識向上が期待されます。

16-3 医療安全モニタリングとマネジメントサイクル

　医療安全モニタリングは、単に病院の医療安全管理状態をモニタリングするだけでなく、業務改善や介入によるリスク軽減の変化の把握も対象です。医療安全ピラミッドモデル・理論はリスク軽減を重視しているので、その**マネジメントサイクル**をどのように運用するかが医療安全管理者の使命です。図 16-2 は医療安全管理のマネジメントサイクルを示しています。**APDEA** は、Assessment Plan Do Evaluation Action の頭文字を意味しています。

　Assessment は医療安全管理状況の事前評価のプロセス。医療では検査・診断等による状態把握に相当します。Plan は医療安全計画策定プロセスで、治療・検査・薬剤・看護等の計画に相当します。Do は治療・検査・薬剤・看護等の安全対策実行プロセス。Evaluation は安全対策が適切であったかの評価プロセス。Action は、評価に基づいて計画や診療の安全対策を修正するプロセスです。これらのモニタリングが重要になり、運用するマネジメン

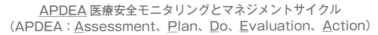

APDEA 医療安全モニタリングとマネジメントサイクル
（APDEA：Assessment、Plan、Do、Evaluation、Action）

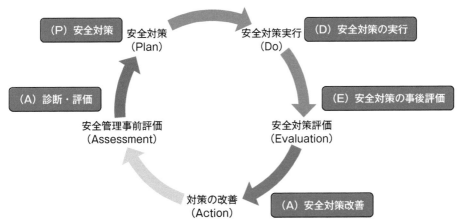

図 16-2 医療安全の維持向上・リスク軽減のマネジメントサイクル

出典：著者等科研費研究グループ作成

トサイクルの役割が大きくなります。

これに類するマネジメントサイクルとして**PDCA**（<u>P</u>lan、<u>D</u>o、<u>C</u>heck、<u>A</u>ction）が有名ですが、このマネジメントサイクルは、製造業のマネジメントサイクルであり、医療の検査・診断プロセスに相当するプロセスが入っていません。医療安全モニタリングでは、医療安全管理状態の把握となる、<u>A</u>ssessment が重要なことから、**APDEA マネジメントサイクル**による医療安全モニタリングが、正確に安全対策効果を把握できると考えています。

16-4 医療安全ピラミッドモデルを用いた医療安全管理の分析プロセス

医療安全モニタリングでは、医療安全管理の状況把握分析が重要です。分析プロセスとして図 16-3 を紹介します。分析は A～D のプロセスから構成されます。

プロセス A の分析は、病院全体の医療安全管理傾向を把握する分析プロセスで、毎月過去 3ヶ月もしくは過去 6ヶ月の時系列の**標準化レベル別件数**を用いて**累積グラフ分析**、**分布関数グラフ分析**、**類型化グラフ分析**による傾向把握を行います（データは電子カルテ、ePower/CLIP（イーパワー／クリップ）、Safe Master、その他の医療安全関係情報システムから抽出して活用）。毎月分析して医療安全管理状況の推移を把握します。季節変動を考えて分析したい場合は、前年の同一期間を比較対象として分析可能です。ただし患者や職員、病院機能が変化している場合は季節変動の変化以外の影響を受けることになります。

プロセス B の分析は、プロセス A の分析で何らかの医療安全上の変化・異常が疑われる

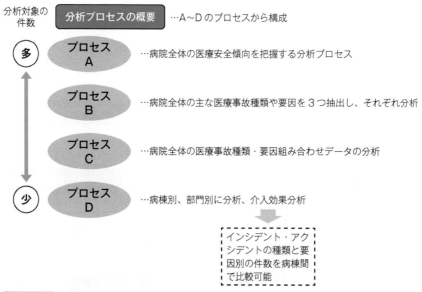

図 16-3 医療安全ピラミッドモデルを用いた医療安全管理の分析プロセス

出典：著者等科研費研究グループ作成

場合や医療事故の種類や要因を選択して不定期的に分析を試みる場合の分析です。病院全体の主な事故種類や要因をそれぞれ3つ選択して、種類や要因ごとに時系列の過去3ヶ月、6ヶ月の医療安全状況推移を把握します。例えばインシデント・アクシデントの種類である、薬剤に関するもの、点滴・注射に関するもの、転倒・転落に関するもの、ドレーン・チューブに関するもの、等の医療事故の種類の中から3つ選択します。要因では、確認不足、観察不足、コミュニケーション不足、知識不足等の中から3つ選択します。選択基準は、**標準化レベル別件数総数**、**インシデント標準化レベル別件数総数**、**アクシデント標準化レベル別件数総数**の変化が大きいものを参考にします。月間件数が少ない場合は、2ヶ月単位での標準化件数合計や3ヶ月単位での標準化件数合計で医療安全管理状態推移を把握します。この中の分類で特に変化がみられるものについて、分析チームでその原因を探ります。

　プロセスCでは、医療事故の種類や要因それぞれ3つを組み合わせて9分類とします。例えば先述の種類に、薬剤に関するもの・確認不足、転倒・転落に関するもの・観察不足、点滴・注射に関するもの・知識不足等です。その中から、プロセスBの分析結果を参考に2～3選択して、病院全体の過去数ヶ月の医療安全管理状態推移を分析します。2～3選択の基準は、標準化レベル別件数総数、インシデント標準化レベル別件数総数、アクシデント標準化レベル別件数総数の変化が大きいものを参考にします。プロセスCでは分類が多くなり標準化件数が少なくなるので、標準化件数の測定単位期間を、3ヶ月間や4ヶ月間とします。このため、3ヶ月単位の場合は1年間で4期間、4ヶ月単位では3期間のデータとなります。分析にはグラフ分析の視点から4期間以上のデータが望ましいので、データ収集は1年を超えることもあります。標準化レベル別件数の**累積グラフ分析**、**分布関数グラフ分析**、**類型化グラフ分析**から、この中の分類で特に変化がみられるものについてその原因を探ります。種類と要因の組み合わせ1分類あたりの標準化レベル別件数合計は30件以上を目途としますが少なくても分析可能です。

　プロセスDでは、病院全体で行ったプロセスA～プロセスCと同様に、病棟別、部門別等で分析します。インシデント・アクシデントの病棟別標準化レベル別件数の累積グラフ分析、分布関数グラフ分析、類型化グラフ分析による傾向把握を行います。リスクの高い病棟とリスクの低い病棟を比較してその理由を検討し、リスクの高い病棟と低い病棟間の種類・要因・細分化項目の相違点を把握します。さらにインシデント・アクシデント件数を減少させる課題を発見します。介入策を検討してその効果を分析することも医療安全向上に重要です。

16-5　リスクパスのピラミッド構造とリスクパス・ハイリスクパス分析

　前節では医療安全の分析プロセスを解説しましたが、この節では「**リスクパス**」の視点から分析対象を絞り込む方法について図16-4を用いて解説します。

　リスクパスとは、「インシデント・アクシデントに関与する種類、要因、病棟等の変量の組み合わせ」のことです。リスクパスは、**基本階層**と**選択階層**で構成されています。階層を

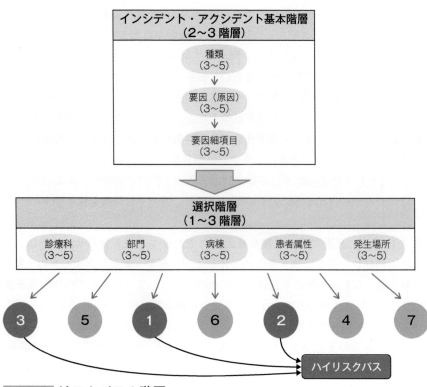

図 16-4 リスクパスの階層

出典：著者等科研費研究グループ作成

2つに分離している理由は、多くの変量の組み合わせにすると、膨大な数のリスクパスができてしまうので、選択階層の変量を選択できるようにしています。基本階層はリスクパスに必須で必ずパスに含まれます。図 16-4 では基本階層がインシデント・アクシデントの種類、要因、要因の細項目になっており3階層としています。それぞれの階層の項目は、病院で医療事故に多く関係しているものを選びます。

　選択階層は図に示されているように、診療科、部門、病棟、患者属性、発生場所等の変量です。いずれの変量も3～5の細項目の選択が可能です。例えば、診療科選択（細項目の診療科）はアクシデント標準化件数が多い順に診療科を3つ選択します。患者属性も同様に多い順に3～5選択します。3～5の選択をしているのは、項目変量の組み合わせの数を多くしないことと、ABC分析の視点からです。このようにしてリスクパスを作っていくと次のようなリスクパス事例ができます。

薬剤に関する事故の事例：
　階層項目について
　　■1項目目：種類に関するもの……薬剤に関する事故
　　■2項目目：要因に関するもの……確認不足、観察不足、職員間のコミュニケーション
　　　不足、その他
　　■3項目目：2項目目の関連で下記のカッコ内から2～3項目
　　確認不足（手順：スリップ等、薬品の量、時間、薬品の種類、その他）、観察不足（患

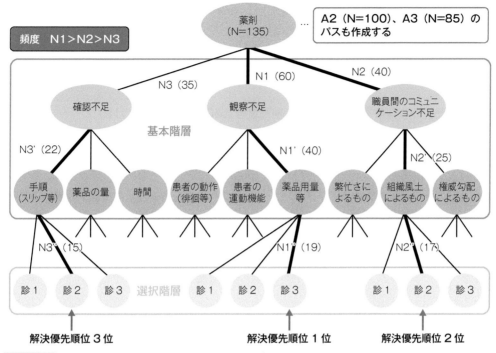

図16-5 薬剤に関する階層とリスクパスピラミッド

出典：著者等科研費研究グループ作成

者の動作：徘徊等、患者の運動機能、薬品類、機器・器具の状態、その他）、職員間の
コミュニケーション不足（繁忙さによるもの、組織風土によるもの、権威勾配によるも
の、リーダーシップ、その他）

　基本階層から選択階層までのリスクパスは階層構造になっており、最後の階層で件数比較
が可能になります。リスクパスの重要度は件数の多い順位で把握できます。図の最後の階層
の数値は件数の多いリスクパスの順位を示しています。件数の多いリスクパスを「**ハイリス
クパス**」と呼んでいます。図では件数の多い3つをハイリスクパスとしています。

　図16-5は薬剤に関する階層とリスクパスのピラミッド構造（**リスクパスピラミッド**）
の事例です。

　リスクパスピラミッドにはレベルが反映されていませんので、リスクパスピラミッドでは、
全体の件数、アクシデント件数のみ、インシデント件数のみそれぞれを対象に、目的に応じ
て用います。

　この事例では、薬剤に関するアクシデントが全体で135件あり、その中で観察不足が60
件、その中で薬品等が40件発生していることがわかります。さらに診療科3で19件発生し
ていることがわかります。リスクパスで示すと次のようなリスクパスが観察されます。カッ
コ内は件数です。

リスクパス事例

　薬剤（135）　→　観察不足（60）　→　薬品用量等（40）→診療科3（19）

　薬剤（135）　→　確認不足（35）　→　手順（22）→診療科2（15）

薬剤（135）→ 職員間のコミュニケーション不足（40）→ 組織風土によるもの（25）→診療科2（17）

この中で最もリスクの高いハイリスクパスは、

薬剤（135）→ 観察不足（60）→ 薬品量等（40）→診療科3（19）

になります。アクシデント発生の中で最も影響力の大きいパスとも言えます。

　これらパス事例のレベル別件数を用いて、累積グラフ分析、分布関数グラフ分析、類型化グラフ分析を行うと、この**ハイリスクパス**や**リスクパス**の安全管理状況を詳しく調べることができます。

　ここではハイリスクパスを1つとして論じてきましたが、最後の層の最大件数のハイリスクパスを第1ハイリスクパスとし、2番目に大きいパスを第2ハイリスクパス、3番目のものを第3ハイリスクパスとして分析を深めることも可能です。図 16-5 で見ると、

薬剤（135）→ 職員間のコミュニケーション不足（40）→ 組織風土によるもの（25）→診療科2（17）

が第2ハイリスクパスになります。

　ハイリスクパスを詳しく調べることにより、アクシデントを減らす介入のヒントを得ることが期待されます。ただし、ハイリスクパスの件数が少ない場合は、半年や年間のデータを用いて分析することになります。件数が多ければ、時系列比較分析や3つのハイリスクパスの比較分析が可能です。3つのハイリスクパス比較分析の場合は、3つの病棟比較と同じ分析方法を適用します。

　介入手順は、診療科3を対象に薬品用量等の扱いが適切であったか、特に観察不足の視点から薬剤に焦点を当てて改善を検討し介入することになります。介入効果は累積グラフ分析、分布関数グラフ分析、類型化グラフ分析により分析可能です。

　リスクパスピラミッドは、階層の項目数を多くし、階層の下位項目間の関係を多く作ることも可能ですが、ピラミッドが複雑になりパスが分散してしまうので、単純化したピラミッドになっています。しかし主要項目を選べば全体の多くの課題を説明できるという**ABC分析**（重点分析）に従えば、リスクパスピラミッドは有効に活用できると考えています。

16-6 リスクパス、ハイリスクパスの指標

　リスクパス、**ハイリスクパス**に関する次のような医療安全管理状況を示す様々な指標を用いて継続的なモニタリングが可能です。

■ハイリスクパスの全体への寄与率

ハイリスクパスの全体への寄与率　＝　ハイリスクパスの件数　／　リスクパス合計の件数
　　……（1）

　この寄与率の場合、各ハイリスクパスの件数はインシデント・アクシデント件数やアクシデント件数それぞれについて求めます。インシデント・アクシデントの場合は、ハイリスクパスの全体の件数に占めるリスクの寄与率を示し、アクシデントの場合はハイリスクパスの特にリスクの高いアクシデントの寄与率を示しています。

　ハイリスクパスの全体への寄与率は0〜1の範囲で、1に近づくほどリスクが高くなります。寄与率が高いほど、**ハイリスクパス**の制御効果が期待でき、介入による医療安全管理向上が期待されます。ハイリスクパスは医療安全管理に重大な影響を及ぼすので、この指標を用いた医療安全モニタリングが可能になります。ハイリスクパスを用いて、**累積グラフ分析、分布関数グラフ分析、類型化グラフ分析**をすると、危険度の高いリスクパスの**医療安全モニタリング**が可能になります。分析方法は病棟の安全比較の場合と同じで、病棟の代わりにハイリスクパスが分析対象です。

　前述の3つのリスクパス事例を用いると、ハイリスクパスが19件、その他のリスクパスがそれぞれ15件、17件なので、ハイリスクパスの全体への寄与率は、

　　19 ／（19 + 15 + 17）=　0.37　になります。

■リスクパスの危険度

リスクパスの危険度　＝　リスクパスの件数　／　延べ入院患者数× 10000
　→　入院患者1万人当たりのリスクパス件数……（2）

　この危険度の場合、目的に応じて、インシデント・アクシデント、インシデント、アクシデントそれぞれについて計算可能です。インシデント・アクシデントについて調べたければ、インシデント・アクシデントのリスクパスの危険度を計算します。数値が大きいほど危険度が高くなります。この危険度の高い複数のリスクパスを用いて、累積グラフ分析、分布関数グラフ分析、類型化グラフ分析を行うと、危険度の高いリスクパスの安全モニタリングが可能になります。

■リスクパスの相対危険度

リスクパスの相対危険度＝
　　　リスクパスの件数　／　最大ハイリスクパスの件数……（3）

　この相対危険度は、最大ハイリスクパス件数に対するリスクパスの件数の相対的評価を示し、0〜1の範囲になります。1に近いほどリスクパスは最大ハイリスクパスに近い危険度を示します。

16-7 アクシデントやインシデントを減らす要因発見方法

類似の事例でも、インシデントになったりアクシデントになったりしています。何が原因でインシデントやアクシデントになるかを**ハイリスクパス**から発見することにします。

インシデントとアクシデントの相違点発見

① A1 → A2 → A3 → A4 → A5　アクシデント　→　ハイリスクパス
② A1 → A2 → A3 → A4 → B5　インシデント　→　リスクパス

①のハイリスクパスと②のリスクパスとの違いは、第5階層の要因のみが異なる点です。①の構造を持つハイリスクパスがすべてアクシデントで、②の構造を持つリスクパスがすべてインシデントであれば、インシデントとアクシデントを決めている要因が、A5とB5により決定されていることになります。第5階層の要因がA5であればアクシデントに、B5であればインシデントになることを示しています。

実際には①の構造を持つ**ハイリスクパス**にも②の構造を持つ**リスクパス**にも複数の事例があるため、アクシデント割合、インシデント割合により要因の影響度合いが決まります。仮に①、②の構造を持つリスクパスがそれぞれ20件、10件あり、そのうち①のリスクパス16件がアクシデント、②のリスクパス2件がアクシデントであれば、①のリスクパスでは80％がアクシデントになっているのに対して、②のリスクパスでは、アクシデントは20％です。このことは、B5要因により60％がアクシデントにならずに済んだことになります。アクシデントを減らすには、A5の要因の件数を減らすことです。

前述の説明は**リスクパスピラミッド**（図16-5）を想定しての議論ですが、さらにリスクパスピラミッドを階層間で交差して関連付ける場合も含めて次の事例を考えてみます。

インシデントとアクシデントの相違点発見

③ A1 → A2 → A3 → A4 → A5　アクシデント　→　ハイリスクパス
④ A1 → A2 → B3 → A4 → A5　インシデント　→　リスクパス

この事例の場合、第3階層の要因が異なることにより、インシデント、アクシデントが変わります。実際には③の構造を持つハイリスクパスにも④の構造を持つリスクパスにも複数の事例があるため、ハイリスクパスのアクシデント割合、インシデント割合により要因の影響度合いが決まります。仮に③の構造を持つハイリスクパスが10件あり、そのうち7件がアクシデントであれば、70％がアクシデントになります。また④の構造を持つリスクパスが15件あり、そのうち3件がアクシデントであれば、アクシデントは20％になります。このことはリスクパスのA3の要因とB3要因の違いにより、アクシデントに50％の差が出ていることを示しています。アクシデントを減らすには、A3の要因の件数を減らす対応が望まれます。

16-8 ハイリスクパス分析を用いた RCA 対象事例抽出方法

RCA（Root Cause Analysis：根本原因分析）は医療事故分析の有力なツールの１つですが、分析に時間と手間がかかるため、多くの RCA を行うのは難しく、どの事例を抽出して分析するかが重要になります。事例の抽出によっては効果が出ず、安全対策がモグラたたきの連続になる可能性も否定できません。RCA は時間がかかるため多くの分析ができないのが難点です。

RCA の分析過程はリスクパスの作成方法とは異なりますが、ハイリスクパスを用いれば、適切な事例抽出が可能になり、効果的な安全対策が検討可能です。事例選出方法は次のように行います。

RCA 事例選定プロセス

プロセス１：リスクパスの階層項目（要因）を決定します。

プロセス２：一定期間のアクシデントに関するハイリスクパスを求めます。

プロセス３：ハイリスクパスの事例を集めます。

プロセス４：ハイリスクパスの事例の中から、レベル４とレベル５の事例を集めます。

プロセス５：レベル４とレベル５の事例の中から RCA の対象を選びます。レベル４とレベル５が多い場合は、無作為に３つほど選びその中から事例内容を検討して１つ選定します。少なければ事例個々について検討して RCA 対象を選びます。

このようなプロセスで事例を選べば、最もケースが多いハイリスクパスの中から事例が選ばれるので、RCA が多くの類似のケースに対して有効な対策を選べることが期待されます。ハイリスクパスの要因が介入困難な場合には、第２ハイリスクパスを用いることも可能です。

16-9 チャレンジ～ハイリスクパスの計算

■要因 A，B、C について次のことがわかっています。

要因 A	60 症例	サブ要因 A1	40 症例	サブ要因 A2	20 症例
要因 B	40 症例	サブ要因 B1	25 症例	サブ要因 B2	15 症例
要因 C	35 症例	サブ要因 C1	22 症例	サブ要因 C2	13 症例

次の質問にチャレンジしてみましょう。

チャレンジ１：ハイリスクパスを求めてみましょう。

チャレンジ２：ハイリスクパスの全体への寄与率を求めてみましょう。

寄与率＝（　　　　　　　）

【参考文献】

1) 関田康慶, 柿沼倫弘, 北野達也, 佐藤美喜子, 石垣政裕, 渡辺正見.「医療安全管理モニタリング方法の開発」. 医療情報学会誌, 32, 2012, 488-491.

2) 上西智子, 関田康慶, 佐々木伯郎, 西出裕子.「医薬品情報システムにおけるマネジメント機能評価モデルの創出」. 32, 2012, 856-899.

3) 上西智子, 関田康慶.「医薬品の効果・有効性情報の利用可能性と現状分析」. 日本医療経営学会誌, 6 (1), 2012, 33-40.

4) 柿沼倫弘, 関田康慶, 北野達也, 佐藤美喜子, 石垣政裕, 渡辺正見.「医療安全管理モニタリング情報システムの開発」. 医療情報学会誌, 33, 2012, 488-491.

5) 柿沼倫弘, 関田康慶, 北野達也, 佐藤美喜子, 石垣政裕, 渡辺正見.「標準的なインシデント・アクシデント報告様式を有する情報システム開発の試み」. 医療情報学会誌, 33, 2013, 482-485.

6) 関田康慶, 柿沼倫弘, 北野達也, 佐藤美喜子, 石垣政裕, 渡辺正見.「病院医療安全におけるリスクパス発見方法の開発」. 医療情報学会誌, 33, 2013, 474-477.

医療安全 1 次予防〜4 次予防による介入策と介入評価方法

〈 概要 〉

　医療事故の予防対策を 1 次予防〜4 次予防の視点から解説しています。1 次予防は医療事故防止のための日常リスク対策、2 次予防はインシデント・アクシデントの早期発見、3 次予防は早期発見後の被害への迅速対応・拡大防止、4 次予防は再発防止、日常診療への早期機能回復に応じた対応になっています。これら 1 次予防〜4 次予防については、それぞれの予防について APDEA マネジメントサイクル運用により予防効果が期待されます。この章では 1 次予防〜4 次予防の具体策をあげて、病院実態調査から得られた効果のある 1 次予防対策を紹介しています。1 次予防〜4 次予防の介入策をリスクパス分析後に検討する方法について解説しています。

KEYWORD

医療事故防止、医療安全対策、予防対策、1 次予防、2 次予防、3 次予防、4 次予防、インシデント・アクシデント、実態調査、APDEA マネジメントサイクル、医療安全ピラミッドモデル、リスクパス分析、介入効果

17-1　1 次予防〜4 次予防による医療安全ピラミッドの縮小

　医療事故防止のため、病院は図 17-1 に示すように、基本的な医療事故予防対策をとっています。ここでは医療事故を未然に防ぐ対策を **1 次予防**と呼ぶことにします。図では 1 次予防を日常リスク予防対策としています。しかし不運にもインシデント・アクシデントが発生します。この場合インシデント・アクシデントの早期発見が重要です。早期発見すれば被害を最小にできる可能性があるからです。この早期発見の対応を **2 次予防**と呼ぶことにします。早期発見しても適切な対応ができなければ被害拡大を防止することが困難になります。この早期発見後の被害の拡大防止のことを **3 次予防**と呼ぶことにします。被害拡大防止ができたとしても、日常診療に戻らなければ医療事故予防対策が完結したことにはなりません。職員は医療事故により精神的に追い詰められたり、過度の緊張が続いたり、離職も起こります。これらの被害を防止するための対応、再発防止、早期の日常診療への回復が必要になります。このことを **4 次予防**（再発防止、日常診療への早期機能回復）と呼ぶことにします。

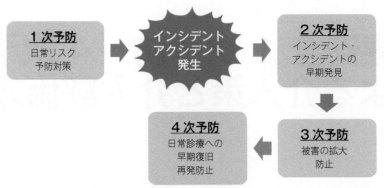

図 17-1 医療安全におけるリスク予防システム〜1 次予防から 4 次予防までのプロセス

出典：著者等科研費研究グループ作成

　医療事故防止のためには、1 次予防〜4 次予防を適切に駆使して**医療安全ピラミッド**を縮小することが重要です。1 次予防から 4 次予防までのプロセスは次のようになっています。1 次予防〜4 次予防それぞれについての **APDEA マネジメントサイクル**（第 16 章参照）の運用も重要です。

(1) **1 次予防**：医療事故防止のための日常リスク対策
(2) **2 次予防**：インシデント・アクシデントの早期発見
(3) **3 次予防**：早期発見後の被害の迅速対応・拡大防止
(4) **4 次予防**：再発防止、日常診療への早期機能回復
(5) **1 次予防〜4 次予防**それぞれの APDEA マネジメントサイクル

17-2 医療安全ピラミッドモデルを用いた医療安全予防介入策の検討プロセス

通常 1 次予防〜4 次予防の具体策として次のような対応が見られます。

1) 1 次予防：ダブルチェック、バーコード認証システム、リストバンド、薬剤の統一化、転倒転落アセスメントシート、転落防止マット、低床ベッド、事故防止マニュアル、職員の安全教育、物品配置の統一化、指差し・声出し呼称、類似薬剤の排除、与薬カート、医療機器の動作確認、医療機器の標準化、5S 活動、特殊なベッド柵の工夫、医療安全モニタリング等

2) 2 次予防：インシデント・アクシデントの迅速な発見・報告・確認、院内安全ラウンド、離床センサー、医療モニター、バイタルチェック、患者観察、臨床検査のモニタリング、医療安全モニタリング等

3) 3 次予防：インシデント・アクシデントのレベル悪化を防止する適切な医療対応・

心理的対応、患者家族への説明や謝罪、裁判の回避、報道への対応、医療安全モニタリング等

4) 4次予防：病院が日常診療体制に早期に復帰できる医療機能の早期回復、発生原因の早期究明、再発防止、インシデント・アクシデント発生時の患者や担当者に対する適切なケアや対応、医療チームの信頼関係の早期回復、インシデント・アクシデントの問題・課題の早期解決、マニュアル改訂、**BCP**（事業継続計画；緊急事態により事業継続が危ぶまれた際の日常事業復帰計画）、**BCM**（事業継続マネジメント）、医療安全モニタリング等

17-3 医療安全に寄与している予防介入策調査結果

　1次予防に寄与している予防項目を著者らの科研費研究グループが調査しているので（全国の 150 床以上の急性期病院対象、2012 年 10 月〜2013 年 1 月）、318 病院医療安全管理者の回答結果を紹介しておきます。図 17-2 はこの内容を示していますが、評価している項目順（・は同順位）に、ダブルチェック、リストバンドの装着、1患者1トレイの実施・定期的な職員の安全教育、ナースコールの連動型離床センサー、安全情報などのお知らせ配布・医療機器の中央管理、指差し声出し呼称、等があげられています。

　これらの**医療安全対策評価**は**医療安全管理者**の主観的判断ですが、客観的評価を得るには実際の**介入効果測定**が必要になります。1次予防〜4次予防は医療安全向上のために実施していると思われますが、どの程度効果を上げているかは明確ではありません。効果の確認には、新たに導入する予防策の導入前後を比較して介入効果分析をして介入効果係数を求めるのが通常の方法です。しかし予防介入策がすでに導入されている場合には、この方法は適用できません。この場合は、すでに導入されている**予防介入策**を積極的に実施している部門・病棟と積極的でない部門・病棟の比較により効果をある程度把握可能です。部門・病棟間に予防介入策の差が見られない場合には、いずれかの部門・病棟の予防介入策を積極的に行い、積極的に対応しなかった部門・病棟と比較することになります。その効果は介入効果係数の測定、介入効果分析により明らかにされます。

17-4 リスクパス分析と介入効果評価プロセス

　1次予防〜4次予防の介入策は**リスクパス分析**を行ったうえで検討すると、効果のある対応が期待できます。リスクパス分析はリスクの大きいパスを明らかにできるので、やみくもに介入する場合に比べてより大きい介入効果が期待されます。

　図 17-3 は、リスクパス分析と**介入評価**のプロセスを示しています。まずリスクパスの階層設計を行い、それに従ってリスクパス分析を行います。次にリスクパス危険度等の**リスクパス関連指標**を分析して、効果のありそうなリスクパスを抽出後、1次予防〜4次予防の

1. ダブルチェック	239 件 /318 人	75%
2. バーコード認証システム	176 件 /318 人	55%
3. リストバンドの装着	224 件 /318 人	70%
4. 転倒転落アセスメントスコアシート	171 件 /318 人	54%
5. 転倒防止マット	163 件 /318 人	51%
6. 低床ベッド	173 件 /318 人	54%
7. 特殊なベッド柵の使用（工夫）	106 件 /318 人	33%
8. ナースコールの連動型離床センサー	214 件 /318 人	67%
9. 5S の導入	123 件 /318 人	39%
10. カラーシリンジ使用方法の統一	181 件 /318 人	57%
11. 1 患者 1 トレイの実施	219 件 /318 人	69%
12. ファシリテーションの技術	24 件 /318 人	8%
13. 与薬カード	117 件 /318 人	37%
14. 院内安全ラウンド（巡回）	172 件 /318 人	54%
15. 事故防止マニュアルの策定	185 件 /318 人	58%
16. 定期的な職員の安全教育	219 件 /318 人	69%
17. 安全情報などのお知らせ配布	177 件 /318 人	56%
18. 物品配置の統一化	118 件 /318 人	37%
19. 医療機器の中央管理	179 件 /318 人	56%
20. 医療機器の標準化（機種の統一）	145 件 /318 人	46%
21. 指差し・声出し呼称	194 件 /318 人	61%
22. 薬剤の統一化	113 件 /318 人	36%
23. 指示だし方法の統一化	146 件 /318 人	46%
24. 類似薬剤の排除	135 件 /318 人	42%
25. TeamSTTEPS	17 件 /318 人	5%
26. 医療安全管理に関する QC-TQC の実施	34 件 /318 人	11%
27. その他（　　　　）	10 件 /318 人	3%

図 17-2 インシデント・アクシデントの減少に寄与していると考えられる医療安全対策（インシデント・アクシデントの減少に寄与していると考えられるものすべて）

出典：文部科研基盤研究（B）「病院の医療安全管理手法の開発と安全管理支援情報システムの開発に関する研究」（（代表者　関田康慶）研究プロジェクトの WEB 調査分析、全国 150 床以上急性期病院対象、318 病院回答、2012 年 10 月～2013 年 1 月調査

視点から介入策を検討します。1 次予防〜4 次予防施策を実施・介入して介入効果分析を実施し、**介入効果係数**を求めます。介入は **QC サークル**や **TQM** 等のプロセスで対応することが望まれます。

　介入後は、**累積グラフ分析**、**分布関数グラフ分析**、**類型化グラフ分析**による介入評価を通じて**医療安全モニタリング**を続けます。問題があれば、APDEA マネジメントサイクルを実施し、その後再度**リスクパス分析**を試み、図のプロセスをルーチンで実行します。

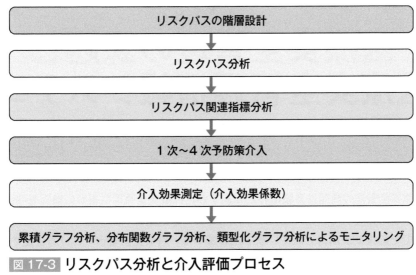

図 17-3 リスクパス分析と介入評価プロセス

出典：著者等科研費研究グループ作成

17-5　チャレンジ～貴院の 1 次予防～4 次予防策

チャレンジ 1：貴院の 1 次予防策と図 17-2 の他病院の 1 次予防医療安全対策とを比較して相違点を発見しましょう。

チャレンジ 2：貴院の 2 次予防策を挙げてみましょう。

【参考文献】
1) 上西智子，関田康慶，佐々木伯郎，西出裕子.「医薬品情報システムにおけるマネジメント機能評価モデルの創出」, 医療情報学, 32, 2012, 856-899.
2) 上西智子，関田康慶.「医薬品の効果・有効性情報の利用可能性と現状分析」. 日本医療経営学会誌, 6（1）, 2012, 33-40.
3) 関田康慶，柿沼倫弘，北野達也，佐藤美喜子，石垣政裕，渡辺正見.「病院医療安全におけるリスクパス発見方法の開発」. 医療情報学, 33, 2013, 474-477.

18章

医療安全管理の課題と
医療安全管理情報システム

〈 概要 〉

　医療安全管理の課題は多岐にわたりますが、医療安全管理従事者の負担を軽減し、医療安全対策の現場業務に注力するためには、医療安全管理情報システムの活用が重要でその役割が期待されています。本章では、医療安全管理における課題を明らかにし、医療安全管理情報システムの現状把握、課題解決に寄与する情報システム、新たに開発された医療安全管理モニタリング情報システム HoSLM（ホスルム）の活用方法について、その役割と特徴を述べます。

KEYWORD

医療安全管理の課題、アンケート分析、医療安全ピラミッド理論、医療安全管理情報システムの現状、HoSLM（ホスルム）、インシデントレポート、医療安全管理情報システムの活用方法

18-1 医療安全管理の課題

　著者の科研費研究グループが2012年～2013年に実施した「全国医療安全管理実態調査」で、院内で**医療安全管理**に従事している方々が、どのような業務に時間を費やしているかを尋ねています。**医療安全管理者の業務**のうち、多くの時間を費やしている主な業務内容は、インシデント・アクシデント報告書の集計・分析作業が約9割を占めて最も多く、次いで院内の各委員会・会議への出席、再発防止策の検討、委員会・会議等のための文書・書類作成がいずれも約7割を占め2番目に多くなっていました（図18-1）。結果として、ほとんどの医療安全管理者は、「報告書の集計・分析作業」に労力を注ぎ、「委員会・会議等のための文書・書類作成」にも、多くの時間を使っていることがわかりました。「院内安全ラウンド」や「職員への安全教育の実施」等、医療安全管理従事者として重要な現場業務よりも、集計や文書作成といった事務的な作業に費やす時間の多いことが判明しました。

　さらに、アンケート回答を分析した結果、病院の医療安全対策の課題が見えてきました。
・インシデントレポートは集まっているが、「分析方法がわからない」
・「報告漏れがあるかもしれない」ので、それを知る方法はないか
・色々な医療安全対策を講じているが、効果的・効率的に減らす方法が知りたい

1. インシデント・アクシデント報告書の集計・分析作業	278件/318人		87%
2. 再発防止策の検討	215件/318人		68%
3. インシデント・アクシデント発生の経緯聞き取り	205件/318人		64%
4. 院内の各委員会・会議への出席	218件/318人		69%
5. 院外の各委員会・会議への出席	41件/318人		13%
6. 院内安全ラウンド	135件/318人		42%
7. 職員への安全教育の実施	156件/318人		49%
8. 職員への医療安全情報の伝達（お知らせ等文書作成）	141件/318人		44%
9. 感染症対策	36件/318人		11%
10. 委員会・会議等のための文書・書類作成	214件/318人		67%
11. 事故発生時の事務的対応	94件/318人		30%
12. 事故発生に関係した職員への対応	59件/318人		19%
13. 事故発生後の患者・家族への対応	51件/318人		16%
14. 患者・家族からの苦情対応	63件/318人		20%
15. その他（　　　　）	10件/318人		3%

図 18-1 医療安全管理従事者はどのような業務に時間を費やしているか

出典：2013年全国医療安全管理 WEB 実態調査分析データ：文部科研基盤研究（B）「病院の医療安全管理手法の開発と安全管理支援情報システムの開発に関する研究」（（代表者　関田康慶）研究プロジェクトの WEB 調査データ、2012年11月〜2013年1月調査

　・対策をしたものの、そもそも効果があったのかどうか知りたい

　・医療安全管理者は、看護師が担当していることが多く、統計分析やパソコンに詳しくない人も多い

　・医療安全管理者が専従である病院は少なく、他の業務もこなしながら資料作成に追われていることが多い

　このような背景事情を知ると、**医療安全管理者**に任命された職員は、かなり負荷が多く多忙な日々を送っていることがわかります。

18-2 医療安全管理情報システムの現状

　現在市販されている主な「**医療安全管理情報システム**」には、SafeMaster や ePower/CLIP、ファントルくん等の「インシデントレポート管理システム」があります。これらは、**インシデントレポート**の作成・管理だけでなく、**SHEL** や **RCA** といった要因分析・根本原因分析の機能も持っています。

　委員会報告や各種集計グラフの作成には、専用ツールはなく、各病院で、Microsoft Word や Microsoft Excel を使って作成しています（図 18-2）。

　残念ながら、このような従来のシステムとツールでは、医療安全管理者の負担が多く、まだまだ課題も多くあります（図 18-3）。

　そこで、私たちは、IT 企業であるキーウェアソリューションズ（株）の協力を得て、医

インシデントレポート管理システム

- ・Safe Master インシデント管理システム
- ・ePower/CLIP
- ・ファントルくん

インシデントレポート作成・管理 → FMEA・RCA・4M5E（4M4E）、VTA、SHEL 等分析手法

委員会報告作成・各種集計グラフ作成ツール

- ・Microsoft Word
- ・Microsoft Excel

専用ツールはなく、各病院工夫して作成している

モニタリング情報システム　NEW

- ・HoSLM

所見付委員会資料・研修資料作成 → 月別・年別医療安全状況分析（病院全体・病棟別・診療科別・要因別等）、介入効果等

図 18-2 **医療安全管理のための情報システム等**

出典：著者等科研費研究グループ作成

1. 操作しにくい	21 件 /84 人	25%
2. 画面構成がみにくい	23 件 /84 人	27%
3. 分析のバリエーションが少ない	33 件 /84 人	39%
4. 分析機能が弱い	33 件 /84 人	39%
5. マニュアルが分かりにくい	17 件 /84 人	20%
6. Excel 等の他のソフトを活用しないと分析できない	35 件 /84 人	42%
7. 目的に応じた分析の使い分けの説明不足	25 件 /84 人	30%
8. 特にない	8 件 /84 人	10%
9. その他（　　　）	11 件 /84 人	13%

図 18-3 **病院で導入されている情報システムの問題点**

出典：「2013 年全国医療安全管理 WEB 実態調査分析データ」より

療安全ピラミッド理論の考え方に基づく「**医療安全管理モニタリング情報システム**」**HoSLM（ホスルム）**を開発しました。この情報システムを用いることにより、先のアンケートに見られたような課題「統計やパソコンが得意ではなく」「委員会資料の作成に追われている」が解決され、医療安全管理者の助けになるとともに、**報告漏れ**の可能性を確認したり、安全対策の効果を測ったりすることができます。

18-3 医療安全管理モニタリング情報システムによる課題解決

　前述のアンケートで明らかになった**医療安全対策の課題**は、医療安全管理モニタリング情報システム **HoSLM（ホスルム）**を活用することにより、かなりの部分を解決することが可能になります。

・インシデントレポートは集まっているが、「分析方法がわからない」
 → 　各種分析方法を搭載した情報システムを活用
・「報告漏れがあるかもしれない」ので、それを知る方法はないか
 → 　**「医療安全ピラミッド理論」**に基づく情報システムで分析可能
・色々な医療安全対策を講じているが、効果的・効率的に減らす方法が知りたい
 → 　「医療安全ピラミッド理論」に基づく情報システムで分析可能
・対策をしたものの、そもそも効果があったのかどうか知りたい
 → 　「医療安全ピラミッド理論」に基づく情報システムで分析可能
・医療安全管理者は、看護師が担当していることが多く、統計分析やパソコンに詳しくない人も多い
 → 　各種分析方法を搭載した情報システムを活用
・医療安全管理者が専従である病院は少なく、他の業務もこなしながら資料作成に追われていることが多い
 → 　医療安全委員会や院内報告に活用できる報告書を作成する情報システムを活用

　医療安全管理情報システムを活用することで、事務的な作業に費やす時間を削減し、代わりに、「院内ラウンド」や「安全教育」に携わる時間を確保できるようになります。

19章

医療安全ピラミッド理論を反映した医療安全管理モニタリング情報システム「HoSLM（ホスルム）」

〈 概要 〉

　この章では医療安全ピラミッド理論に基づく医療安全モニタリング方法を活用して開発された、医療安全管理モニタリング情報システム「HoSLM（ホスルム）」について解説します。「ホスルム」は、他の「インシデントレポート管理システム」と併用することが可能であり、レベル別件数を入力するだけで、分析や委員会報告書作成・出力が可能です。他のシステムにない介入効果分析も可能です。グラフ作成や統計分析が苦手でも簡単に活用できます。自動所見でグラフの解釈、読み取りを支援しています。この情報システム活用で業務の効率化が期待できます。「ホスルム」の特徴、データ入力やデータ出力、分析レポートの活用方法を中心に解説しています。

KEYWORD

医療安全モニタリング、医療安全管理モニタリング情報システム、HoSLM（ホスルム）、医療安全ピラミッド理論、レベル別件数、医療安全管理水準、医療安全管理の見える化、インシデントレポート、委員会報告、統計分析、自動所見、介入効果、データ入力、延べ入院患者数、レポート出力、モニタリングレポート、分析レポート

19-1 医療安全管理モニタリング情報システム「HoSLM（ホスルム）」の特徴

　HoSLM（ホスルム）は、Hospital Safety Level Monitoring Information System の略称ですが、その名のとおり、医療安全のレベル別件数をモニタリングするシステムです。

　モニタリングとは、血圧計で毎日、血圧を測って変動を観察するのと同じように、医療安全について、月毎や年毎に変動を観察します。これにより、自分の病院の**医療安全管理水準**が、健康な状態かどうかを知ることができます。

　「ホスルム」は、**医療安全ピラミッド理論**を反映し、医療安全におけるモニタリングという新しい考え方に基づき、「医療安全管理の見える化」に貢献するシステムです。

【特徴】

　・インシデントレポートが紙ベースでも OK！

　・数字を入れるだけで、所見付きの委員会報告を作成！

　・他の「インシデントレポート管理システム」と併用することができる！

・オリジナルの分析で、**介入効果が測れる**！
・グラフ作成や**統計分析が苦手**でも、大丈夫。
・**自動所見**コメントで、グラフ読み取りを支援！

　このシステムでは、インシデントレポートの件数を入力するだけですので、インシデントレポートがシステム化されておらず、まだ紙ベースだとしても、件数のカウントさえできていれば、利用できます。入力は、レポートの件数だけですが、レポートには**分析グラフ**と**所見**が出力されますので、**統計が得意でなくても**、委員会報告の作成が可能です。機能の競合がありませんので、既に「インシデントレポート管理システム」を導入済みの病院でも、併用が可能です。**医療安全対策**の実施前と実施後について、分析することで、**介入効果**を数値として測ることができます。

19-2 HoSLM（ホスルム）による 安全管理の向上と業務の効率化

　医療安全管理者は、看護師や薬剤師がその役割に就くことも多く、現場での経験から、院内の状況や課題をある程度知っている場合が多いといえます。その一方で、必ずしも、統計分析やパソコン操作に通じているわけではないのに、病院全体を対象に、インシデント・アクシデントの分析や医療安全委員会用資料の作成等に携わることで、多大な時間を費やさざるをえない状況になり、負担が大きいこともよく知られています。
　HoSLM（ホスルム）は、モニタリングにより、**医療安全管理**の状況の変動を確認し、安全管理の向上に寄与するグラフや分析結果を提供するだけでなく、医療安全管理者の負担を軽減し、業務を効率化します。

19-3 HoSLM（ホスルム）のデータ入力

　HoSLM（ホスルム）を利用するにあたって、以下のデータを準備します。

①インシデント・アクシデントのレベル別件数（レポート枚数）　　連続した3ヶ月分
②①の各月における「延べ入院患者数」（※）
　※未入力でも分析できますが、患者数が分かれば、より正確な分析ができます

● **延べ入院患者数**
　毎日24時現在の在院患者数にその日の退院患者数を加えた数の合計。「病院報告」等に用いるため、院内で集計・把握されているはずなので、担当者に確認してください。

　表19-1のようなデータを準備して、以下のような画面（図19-1）に、**インシデント・アクシデントのレベル別件数**を入力していきます。

表 19-1 インシデント・アクシデントのレベル別件数（例）

	延べ入院患者数	レベル0	レベル1	レベル2	レベル3a	レベル3b	レベル4	レベル5
2020年1月	11,956	150	210	54	6	2	0	0
2020年2月	10,284	378	340	72	10	2	0	0
2020年3月	12,683	310	284	82	2	4	0	0

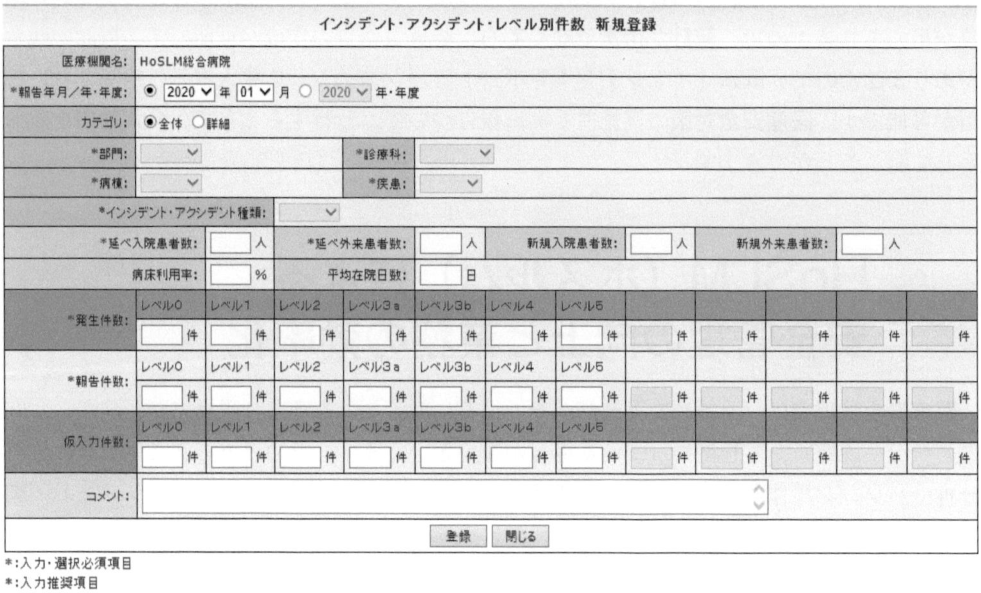

図 19-1 HoSLM（ホスルム）の入力画面（全体）

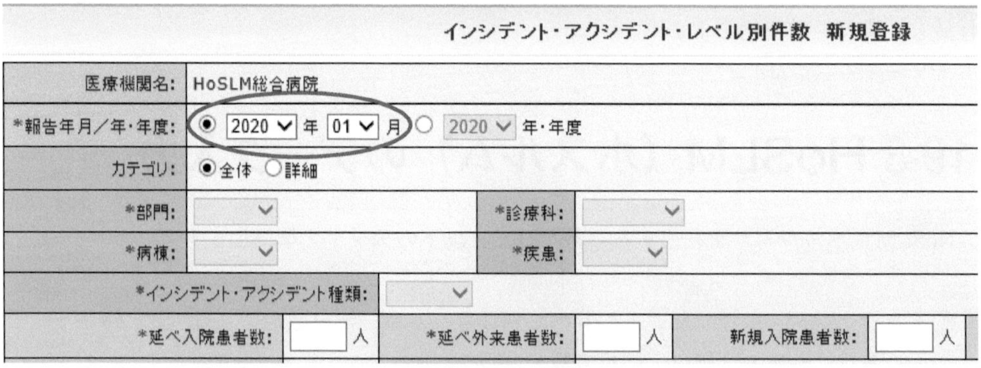

図 19-2 HoSLM（ホスルム）の入力画面（詳細1）

　まず、準備したデータの年月（「報告年月」）を選択入力します（図19-2）。

　次に、延べ入院患者数を入力します（図19-3）。（不明の場合は、省略します）

　そして、レベル別件数（**発生件数／報告件数**）を入力します（図19-4）。発生件数、報告件数それぞれを入力できます。仮の入力も可能です。病床利用率は入力なしでも分析可能

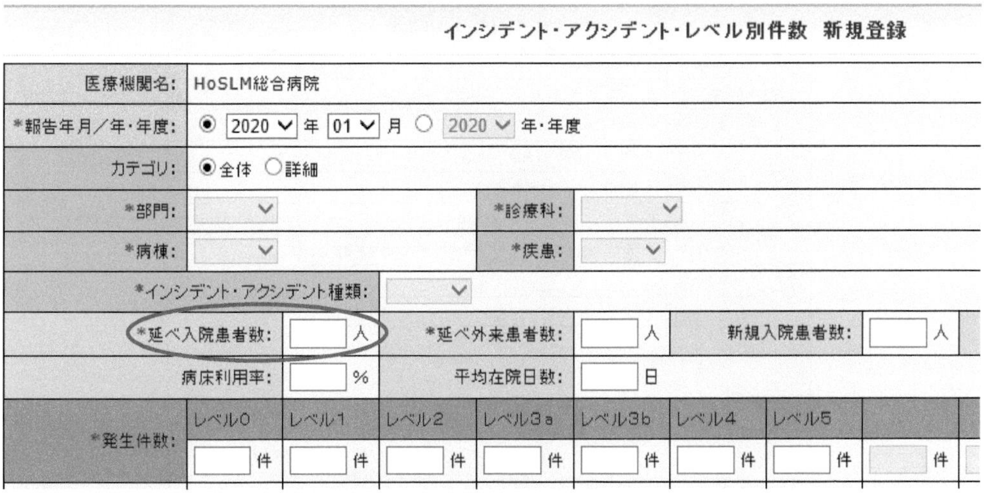

インシデント・アクシデント・レベル別件数　新規登録

医療機関名：	HoSLM総合病院						

*報告年月／年・年度：　◉ 2020 ▽ 年 01 ▽ 月　○ 2020 ▽ 年・年度

カテゴリ：　◉全体　○詳細

*部門：　▽　　　　　　　　*診療科：　▽

*病棟：　▽　　　　　　　　*疾患：　▽

*インシデント・アクシデント種類：　▽

*延べ入院患者数：　　人　*延べ外来患者数：　　人　　新規入院患者数：　　人

病床利用率：　　%　　平均在院日数：　　日

*発生件数：	レベル0	レベル1	レベル2	レベル3a	レベル3b	レベル4	レベル5
	件	件	件	件	件	件	件

図 19-3 HoSLM（ホスルム）の入力画面（詳細 2）

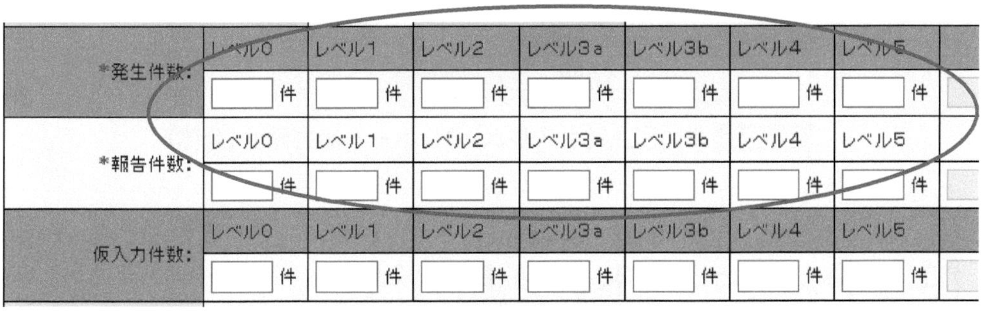

*発生件数：	レベル0	レベル1	レベル2	レベル3a	レベル3b	レベル4	レベル5
	件	件	件	件	件	件	件
*報告件数：	レベル0	レベル1	レベル2	レベル3a	レベル3b	レベル4	レベル5
	件	件	件	件	件	件	件
仮入力件数：	レベル0	レベル1	レベル2	レベル3a	レベル3b	レベル4	レベル5
	件	件	件	件	件	件	件

図 19-4 HoSLM（ホスルム）の入力画面（詳細 3）

ですが、後の分析結果の解釈で役立つことがあります。

19-4 HoSLM（ホスルム）のレポート出力

　HoSLM（ホスルム）では、最低でも3ヶ月分のデータ入力があれば、レポートを出力できます。

　ここでは、「モニタリングレポート」の出力について紹介します。

　このシステムは、**医療安全委員会**を意識した設計になっているため、最初に「報告年月」を入力してから、分析対象の期間（3ヶ月、6ヶ月、その他）を選択します。また、レポートに必要な項目も、選択により絞ることが可能です。

　「モニタリングレポート・作成指示画面」で、該当項目にチェックして（図 19-5）、作成ボタンをクリックすると、Microsoft Excel が起動し、モニタリングレポートの各ページが自動生成されます。該当番号にチェックして、印刷すれば、A4サイズの報告書が出来上がります。また、Excel 形式で保存して、後日、担当者の所見を追記する等の活用も可能です。

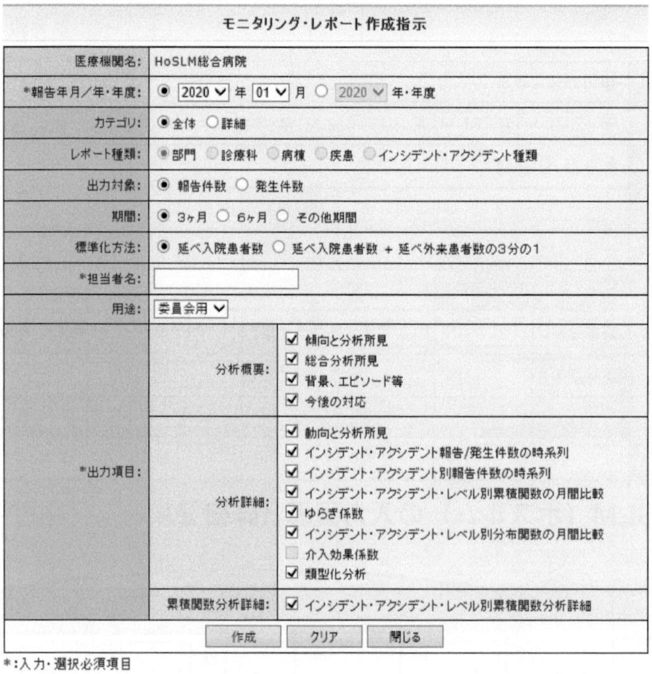

図 19-5 HoSLM（ホスルム）のレポート出力画面（全体）

19-5 分析レポートの活用方法

HoSLM（ホスルム）のレポートには、「**モニタリングレポート**」と「**分析レポート**」の2種類があります。

「モニタリングレポート」は、その名のとおり、時系列の変遷をモニタリングし、自病院の医療安全が、どのような状況にあるかを知るためのものです。連続した数ヶ月を対象に見ていきますので、医療安全委員会での月次報告に活用することができます。また、医療安全に関し、「新たな機器を導入したり、何らかの対策を講じたり」（介入）した時には、介入月を挟んだ変化の有無を知ることができますので、「モニタリングレポート」は、介入効果を測る時にも役立ちます。

さらに、「モニタリングレポート」のグラフや所見は、自病院の状況を分かりやすく表していますので、院内の**医療安全研修**での活用にも向いています。

一方、「分析レポート」は、前年同月比較および特定の年月を指定した比較を行うため、時系列とは異なった視点の分析が可能です。分析は、部門別、診療科別、病棟別、疾患別、インシデント・アクシデント種類別というように、対象が豊富になっており、モニタリングで見えてきた状況を、より詳細に分析することができます。

【参考文献】

1）関田康慶, 柿沼倫弘, 佐藤美喜子ほか.「医療安全情報管理の現状分析」. 日本医療情報学会・医療情報学連合大会論文集, 30, 2010, 518-521.

2）佐藤美喜子, 関田康慶ほか. 分析機能内蔵型 WEB 調査システムの設計と検証. 日本医療情報学会・医療情報学連合大会論文集, 30, 2010, 367-368.

3）柿沼倫弘, 関田康慶, 佐藤美喜子ほか. 医療安全管理モニタリング情報システムの開発. 医療情報学, 32, 2012, 488-491.

4）関田康慶, 柿沼倫弘, 北野達也, 佐藤美喜子ほか. 医療安全管理モニタリング方法の開発. 医療情報学, 32, 2012, 492-495.

5）関田康慶, 柿沼倫弘, 北野達也, 佐藤美喜子ほか. 病院医療安全におけるリスクパス発見方法の開発. 医療情報学, 33, 2013, 474-477.

6）柿沼倫弘, 関田康慶, 北野達也, 佐藤美喜子ほか. 標準的なインシデント・アクシデント報告様式を有する情報システムの開発, 医療情報学, 33, 2013, 482-485.

【参考 WEB サイト】

キーウェアソリューションズ. 製品・ソリューション「医療安全管理システム HoSLM」. https://www.keyware.co.jp/products_solution/search/medical/hoslm.html（参照：2021 年 2 月 18 日）

※ HoSLM（ホスルム）の名称は株式会社アウトカム・マネジメントの商標です。

医療安全管理モニタリング情報システム「HoSLM（ホスルム）」開発過程で見た病院の課題と解決

キーウェアソリューションズ株式会社 東北支店
支店長・システムエンジニア　**鈴木和春**

　医療安全管理モニタリング情報システム（HoSLM）を開発するにあたり、たくさんの病院様を訪問させていただき、医療安全管理に関して様々なご意見・ご希望等を拝聴させていただきました。

　その中で顕著であったのは、医療安全管理室／医療安全推進室のIT予算が少ないということでした。パソコン1台の購入も難しく、他部門から回ってきた型落ちの古いパソコンを大切に使っているという実態でした。そのような環境の中でソフトウェアを新たに購入したくても、稟議がなかなか承認されない状況であるのがほとんどでした。

　患者様に通じる医療器具と違い、医療安全に関しては予算が付きにくい分野と思いますが、重大な医療事故が発生した際のさまざまなリスクを考えますと、医療安全におけるIT投資でそのリスクの低減により、患者様への安心・安全の確保、病院様における信頼の拡大等とともに社会的信頼の確保を是非とも予算化して、ご検討していただきたいと私共は考えております。

　医療安全管理において病院様の多くは、紙のインシデントレポートを運用し、Excelで集計／分析されており、インシデントレポートシステムをご導入されている病院様も数件ありました。

　インシデントレポートシステムをご導入されている病院様では、インシデントレポートは電子化されていますが、蓄積したデータをどのように活用すれば良いのか分からないというお悩みもお伺いしました。インシデントレポートシステムではさまざまな分析手法が実装されてはいますが、現場レベルでは使いこなせない、また見たい分析ができないという課題があり、実際にはインシデントレポートをシステムから抜き出し、Excelで加工／分析しているという状況でした。

　医療安全管理モニタリング情報システム（HoSLM）では、病院での危険の大きさや程度、介入効果やゆらぎの測定もでき、マスタ設定を工夫することにより、さまざまな分析を行うことができ、病院様で十分活用できるものとなっております。

　医療安全において重要なのは、分析結果を病院様でいかに咀嚼し、介入策を考え実施、評価を繰り返して行うかだと思います。当社は病院様の背景や特性を理解し、自社で開発した医療安全管理モニタリング情報システム（HoSLM）を、今後AIを活用するなど効果的な介入策を提案できる先進的な医療安全システムに成長させ、病院様の医療安全に貢献したいと考えております。

HoSLM（ホスルム）の ピラミッド理論グラフの解釈

〈 概要 〉

　本章では、医療安全管理モニタリング情報システム「HoSLM（ホスルム）」で出力される「モニタリングレポート」を例題として、累積グラフの解釈、ゆらぎ係数の解釈、医療安全介入効果の累積グラフの解釈と自動所見、ピラミッド尖り危険度と分布関数グラフの解釈、類型化グラフ分析、様々な統計量の解説と解釈について、医療安全ピラミッド理論に基づいた各分析グラフの見方や解釈について解説しています。解説しているグラフや表は、「HoSLM（ホスルム）」の出力レポート画面になっています。

KEYWORD

医療安全管理情報システム、HoSLM（ホスルム）、モニタリングレポート、累積関数グラフ、ゆらぎ係数、医療安全介入効果、自動所見、ピラミッド尖り危険度、分布関数グラフ、類型化グラフ分析、医療安全ピラミッド理論、分析グラフの見方、統計量

20-1 累積関数グラフの解釈

　「HoSLM（ホスルム）」の「モニタリングレポート」で出力される**累積グラフ**について解説します。
　図 20-1 は、インシデント・アクシデント・レベル別標準化を行った標準化累積関数の月間比較グラフです。

【累積関数グラフの目的】
　累積関数グラフ（累積グラフ）は、**インシデント・アクシデントレベル別発生件数**や報告件数をレベルごとに累積したグラフです。累積関数グラフは、**医療安全ピラミッド理論**における下から累積されたピラミッドの大きさを表します。これより、期間ごとまたは病棟や診療科ごとの**インシデント・アクシデント**のレベル別累積件数の多さが比較可能です。インシデント・アクシデントの件数は医療安全の危険の大きさを表しますので、累積関数グラフは**危険度**の大きさの変化をみる目的があります。

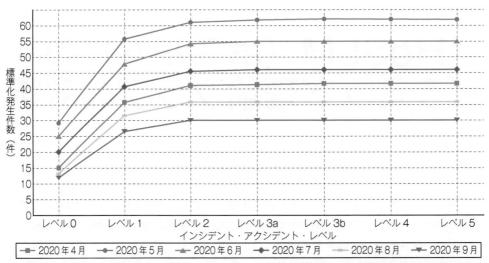

図 20-1 **インシデント・アクシデント・レベル別標準化累積関数の月間比較（例）**

【読み方】

　累積関数グラフは、上にあるほど**インシデント・アクシデント累積件数**が多いことを意味します。医療安全ピラミッド理論におけるピラミッドが大きいほど、グラフが上に位置します。

　図 20-1 のグラフでは、2020 年 5 月がもっともインシデント・アクシデント件数が多く、危険度も大きいことを意味します。また、2020 年 9 月は、もっともインシデント・アクシデント件数が少なく、危険度の大きさが小さいことを意味します。

　インシデント・アクシデントレベル別報告（発生）件数が月ごとにどのように変化しているか、どの月に、どのレベルで変化しているかを分析します。レベルによって極端に少ない件数があった場合は**報告漏れ**等が生じたことが想定できます。また極端に件数が多くなった場合は、院内で何かインシデント・アクシデントを増加させる出来事が起こっている可能性があります。

　このグラフでは、レベル 0 よりもレベル 1 が高くなる月があります。これは**インシデントレポート**のレベル 0 の報告漏れの可能性があることを示しています。

　グラフのそれぞれの線の角度やフラットになっているところに注目します。線の角度が大きい場合は次のレベルの件数が大きいことを示しています。またフラットが始まる次のレベルから件数が 0 になっています。

　レベル別件数が少ない場合、**期間平均**により比較することができます。図 20-2 は、インシデント・アクシデント・レベル別標準化累積関数の期間平均を比較したグラフです。

【期間平均グラフの比較目的】

　・前半 3 ヶ月と後半 3 ヶ月の比較をするためのものです。

　・3 ヶ月間平均することで、より変化が見やすくなります。

　・3 ヶ月間平均することで、ピラミッドの大きさや形の変化を比較しやすくします。

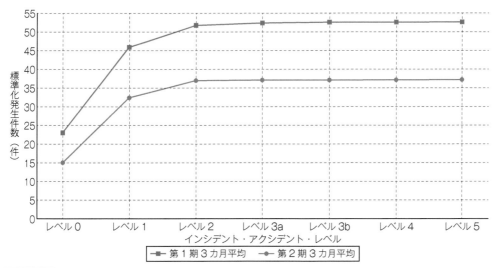

図 20-2 インシデント・アクシデント・レベル別標準化累積関数の期間平均比較（例）

【読み方】

　期間平均的な比較として

・グラフがフラットになっている箇所や、傾きに注目します。

・グラフがフラットになっていればフラットが始まる、次のレベルの件数が 0 ということが分かります。

・ピラミッドの大きさの比較ができます。

20-2 ゆらぎ係数の解釈

　HoSLM（ホスルム）の「モニタリングレポート」で出力される**ゆらぎ係数**について、表20-1 を参考に解説します。

【ゆらぎ係数の目的】

　ゆらぎ係数とは、月ごとまたは一定期間ごとのインシデント・アクシデントレベル別件数の変動の大きさを意味します。

　［（月ごとまたは一定期間ごとのインシデント・アクシデントレベル別累積件数の最大値 −月ごとまたは一定期間ごとのインシデント・アクシデントレベル別件数の最小値）÷ 月ごとまたは一定期間ごとのインシデント・アクシデントレベル別累積件数の最大値］

で計算します。

　ゆらぎの測定により、インシデント・アクシデント件数の変化を捉えることができます。

表 20-1 インシデント・アクシデント・レベル別ゆらぎ係数表（例）

インシデント・アクシデント・レベル	レベル0	レベル1	レベル2	レベル3a	レベル3b	レベル4
2020 年 4 月	14.71	35.3	40.59	41.18	41.38	41.38
2020 年 5 月	29.08	55.23	60.77	61.54	61.69	61.69
2020 年 6 月	24.8	47.52	54.08	54.48	54.8	54.8
2020 年 7 月	20	40.34	45.34	45.68	45.85	45.85
2020 年 8 月	13.04	31.3	35.47	35.64	35.73	35.73
2020 年 9 月	11.54	25.96	29.71	29.81	29.81	29.81
最大値	29.08	55.23	60.77	61.54	61.69	61.69
最小値	11.54	25.96	29.71	29.81	29.81	29.81
範囲	17.54	29.27	31.06	31.73	31.88	31.88
ゆらぎ係数	0.6	0.53	0.51	0.52	0.52	0.52
ゆらぎ係数（トリムド）	0.47	0.34	0.34	0.35	0.35	0.35

インシデント・アクシデント・レベル	レベル5	―	―	―	―	―
2020 年 4 月	41.38	41.38	41.38	41.38	41.38	41.38
2020 年 5 月	61.69	61.69	61.69	61.69	61.69	61.69
2020 年 6 月	54.8	54.8	54.8	54.8	54.8	54.8
2020 年 7 月	45.85	45.85	45.85	45.85	45.85	45.85
2020 年 8 月	35.73	35.73	35.73	35.73	35.73	35.73
2020 年 9 月	29.81	29.81	29.81	29.81	29.81	29.81
最大値	61.69	0	0	0	0	0
最小値	29.81	0	0	0	0	0
範囲	31.38	0	0	0	0	0
ゆらぎ係数	0.52	0	0	0	0	0
ゆらぎ係数（トリムド）	0.35	0	0	0	0	0

【読み方】

　ゆらぎは、ゆらぎ係数で測定します。ゆらぎ係数が 0 に近く、小さいほど、ゆらぎが小さいことを意味します。表 20-1 では、レベル 0 のゆらぎ係数が 0.6 で、ゆらぎが大きいことを表しています。また、レベルが上がるごとに 0.6 → 0.53 → 0.51 → 0.52 → 0.52 → 0.52 と変化しています。ゆらぎ係数は大きいですが、レベル間では安定しています。表 20-1 は病院によりレベルが異なるため多くのレベルを用意しています。このため分析に当たっては、病院の 6 段階レベル等のレベル範囲で表を参考にします。

　ゆらぎ係数（トリムド）とは、インシデント・アクシデントレベル別件数のうち、最大値と最小値を除いて、ゆらぎ係数を計算したものです。最大値と最小値を除くことで、極端な数値を排除し、より基調的な変化をみることに目的があります。例えば、表 20-1 のレベル 0 のゆらぎ係数（トリムド）は、最大値の 29.08 と最小値の 11.54 を除いて、（24.80 − 13.04）÷ 24.80 = 0.47 と計算されます。ゆらぎ係数（トリムド）は、0.47 → 0.34 → 0.34 → 0.35 → 0.35 → 0.35 → 0.35 と変化しています。ゆらぎ係数は、大きいが、レベル間では安定

表 20-2 ゆらぎ係数と所見コメント

ゆらぎ係数※	所見コメント
～0.1 未満	ゆらぎがほとんどなく、インシデント・アクシデントを安定して把握することができています。
0.1～0.2 未満	ゆらぎが少なく、インシデント・アクシデントを比較的安定して把握することができています。
0.2～0.3 未満	インシデント・アクシデントの把握に少しゆらぎがみられます。安定的な安全水準の把握のためには、これ以上ゆらぎが大きくならないようにすることが必要です。
0.3～	インシデント・アクシデントの把握のゆらぎが大きくなっています。原因がどのようなところにあるのか検討する必要があります。

○ゆらぎ係数所見は、標準化件数のもの。
○トリムド平均は、6ヶ月以上の分析対象期間の場合に出力する。
※トリムド平均とは、たとえば6ヶ月間の測定の場合、最大値と最小値を除外した4か月分の平均値のことです。外れ値の影響を緩和する目的があります。

ゆらぎが大きくなる理由
①医療安全に関する何らかの特別な事態が生じた場合
②データ数（インシデント・アクシデント件数）が少ない場合

①の場合には、どこ（診療科や部門等）でどのような事態が生じているのかを把握し、解決または検証をする必要があります。
②の場合は、見かけ上の変化になります。データをより多く集めて分析を再度行うことで、より安定した分析結果が得られることが期待されます。

しています。
　ゆらぎ係数が0に近いほど、ゆらぎが少ないことを意味しています。例えば、0.3は30%の変動を意味しています。ゆらぎが大きい場合は、その原因を分析することが必要ですが、原因としては、インシデント・アクシデントレベル別件数が少ない、新人職員の多数入職、新しい医療機器の導入、患者構成の変化、医療安全のための介入を行った、といったことが考えられます。特に件数が少ない時はゆらぎが大きくなる傾向があるので、注意が必要です。
　ゆらぎには、様々なパターンが想定されるので、ゆらぎ係数の解釈については、HoSLM（ホスルム）が、表 20-2 のような基準で、自動で平易に所見を出力します。

20-3 医療安全策介入効果の累積関数グラフ解釈と自動所見

　HoSLM（ホスルム）の「モニタリングレポート」で出力される**安全策介入効果**の累積関数グラフについて解説します（図 20-3）。図 20-3 は、累積関数グラフに介入前3ヶ月平均のグラフを追加したものです。

【介入効果分析の目的】
　・累積グラフに介入前3ヶ月平均のグラフを追加して、介入後の変化を分析します。

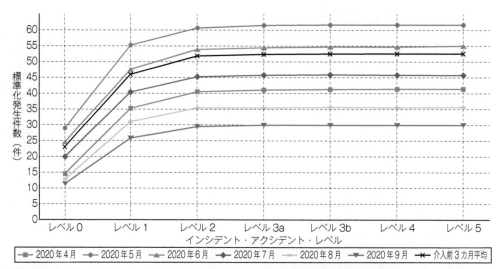

図 20-3 インシデント・アクシデント・レベル別介入効果累積グラフ（例）

・月平均のグラフと比較して、介入前後の変化の程度を観測します。

・介入後の変化を継続的に観察します。変化が無くなった時点まで効果が継続したことがわかります。

【読み方】

7月が**介入月**です。大まかに**介入効果**の程度が分かります。

詳細については、**介入効果係数**の表を見ます。また、ゆらぎがあるので、有意な介入効果が出ているかどうかは、**自動所見**（図 20-4）を確認します。

所見

> 2020年7月のインシデントまでの介入効果をみると、当月のインシデント件数が介入前と比較して減少していますが、変動の範囲としても考えられます。インシデント・アクシデント全体をみても、当月のインシデント・アクシデント件数が介入前と比較して減少していますが、変動の範囲としても考えられます。
>
> 2020年8月のインシデントまでの介入効果をみると、効果が出ていると考えられます。インシデント・アクシデント全体をみても、効果が出ていると考えられます。
>
> 2020年9月のインシデントまでの介入効果をみると、非常に効果が出ていると考えられます。インシデント・アクシデント全体をみても、非常に効果が出ていると考えられます。
>
> 介入効果測定期間全体をみると、介入効果がみられます。ただし、報告件数が減少したことによる見かけ上の現象の可能性もあります。報告強化月間の件数が基準となっているか、発生件数が基準となっているか等の検証をしてください。

図 20-4 介入効果の自動所見（例）

介入効果の有無や程度のみでなく、推移をみることが重要です。対策後の介入効果を測る以外にも、報告漏れを無くすための「**報告強化月間**」等の施策の検証にも使えます。

表 20-3 は、インシデント・アクシデント・レベル別介入効果係数表です。累積レベルまでの介入効果を示しています。

表 20-3 インシデント・アクシデント・レベル別介入効果係数表（例）

インシデント・アクシデント・レベル	レベル 0	レベル 1	レベル 2	レベル 3a	レベル 3b	レベル 4
発生件数（2020 年 4 月）	14.71	20.59	5.29	0.59	0.2	0
発生件数（2020 年 5 月）	29.08	26.15	5.54	0.77	0.15	0
発生件数（2020 年 6 月）	24.8	22.72	6.56	0.4	0.32	0
累積発生件数平均	22.86	46.01	51.81	52.4	52.62	52.62
発生件数（2020 年 7 月）	20	20.34	5	0.34	0.17	0
発生件数（2020 年 8 月）	13.04	18.26	4.17	0.17	0.09	0
発生件数（2020 年 9 月）	11.54	14.42	3.75	0.1	0	0
累積発生件数平均	14.86	32.53	36.84	37.04	37.13	37.13
差（2020 年 7 月）	2.86	5.67	6.47	6.72	6.77	6.77
差（2020 年 8 月）	9.82	14.71	16.34	16.76	16.89	16.89
差（2020 年 9 月）	11.32	20.05	22.1	22.59	22.81	22.81
介入効果係数（2020 年 7 月）	0.13	0.12	0.12	0.13	0.13	0.13
介入効果係数（2020 年 8 月）	0.43	0.32	0.32	0.32	0.32	0.32
介入効果係数（2020 年 9 月）	0.5	0.44	0.43	0.43	0.43	0.43
インシデント・アクシデント・レベル	レベル 5	-	-	-	-	-
発生件数（2020 年 4 月）	0	0	0	0	0	0
発生件数（2020 年 5 月）	0	0	0	0	0	0
発生件数（2020 年 6 月）	0	0	0	0	0	0
累積発生件数平均	52.62	52.62	52.62	52.62	52.62	52.62
発生件数（2020 年 7 月）	0	0	0	0	0	0
発生件数（2020 年 8 月）	0	0	0	0	0	0
発生件数（2020 年 9 月）	0	0	0	0	0	0
累積発生件数平均	37.13	37.13	37.13	37.13	37.13	37.13
差（2020 年 7 月）	6.77	6.77	6.77	6.77	6.77	6.77
差（2020 年 8 月）	16.89	16.89	16.89	16.89	16.89	16.89
差（2020 年 9 月）	22.81	22.81	22.81	22.81	22.81	22.81
介入効果係数（2020 年 7 月）	0.13	0.13	0.13	0.13	0.13	0.13
介入効果係数（2020 年 8 月）	0.32	0.32	0.32	0.32	0.32	0.32
介入効果係数（2020 年 9 月）	0.43	0.43	0.43	0.43	0.43	0.43

【介入効果係数の目的】

　インシデント・アクシデントレベル別介入効果係数とは、**医療安全対策**の実施など、介入した効果を測定する目的の数値です。

　［（介入前のインシデント・アクシデントレベル別件数－介入後のインシデント・アクシデントレベル別件数）÷介入前のインシデント・アクシデントレベル別件数］

で計算します。レベル別件数はいずれも累積レベルの件数を意味しています。

【読み方】

　介入効果係数が大きいほど、介入効果が高いことを意味します。この例では、7月に介入が行われました。レベル0では、介入効果係数が、7月0.13、8月0.43、9月0.5となり、月を追うごとに介入効果が出てきたことを表しています。各レベルでも同様な傾向がみられます。

20-4 ピラミッド尖り危険度と分布関数グラフの解釈

　HoSLM（ホスルム）の「モニタリングレポート」で出力される「**ピラミッド尖り危険度**」を表すグラフについて解説します。図20-5は、**インシデント・アクシデント・レベル別分布関数**の月間比較事例を示しています。

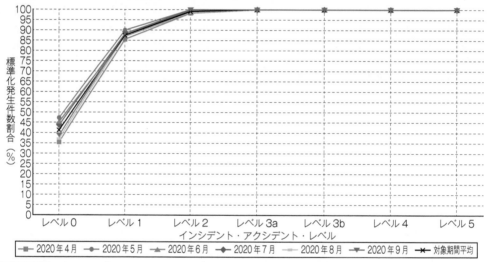

　図 20-5 **インシデント・アクシデント・レベル別分布関数の月間比較（例）**

【分布関数グラフの月間比較目的】

　分布関数グラフは、インシデント・アクシデントレベル別発生件数の累積割合をグラフ化したもので、医療安全ピラミッド理論におけるピラミッドの尖りの程度を表します。

　インシデント・アクシデントレベル別件数の全体が大きくなくとも、高いレベルのインシデントやアクシデント件数の割合が多ければ、尖ったピラミッドになり、危険度は高いと判断できます。このグラフでは、**医療事故**につながる危険度を見ることができます。

【読み方】

　分布関数グラフは、左の縦軸と上の横軸に近づけば近づくほど危険度が低いことを表します。逆にそこから離れていけば、危険度が上がっていることを表します。

　図20-5では、2020年5月の線がもっとも左側にあって、レベル0などのインシデント・アクシデント件数の割合が多いことを意味し、他の月に比べて、危険度が低いと判断できま

す。このグラフを比較する場合、グラフの傾きの違いをみることが大事です。

　グラフが交差する場合は、交差後の位置に注目します。交差後、左にあるグラフは、危険
度が低いことを意味します。

　図 20-5 では、レベル 3a 以上がフラットになっていますが、これはレベル 4 以上の件数
が 0 であることを意味します。

20-5 類型化グラフ分析

　HoSLM（ホスルム）の「モニタリングレポート」で出力される「**類型化グラフ**」（図
20-6）について解説します。

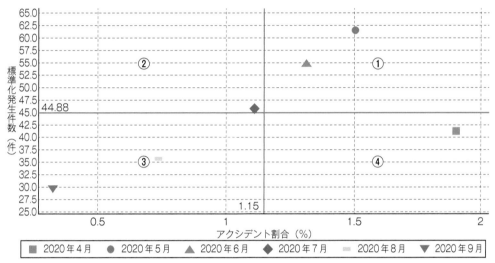

図 20-6 医療安全管理水準の時系列変化のモニタリンググラフ（例）

【類型化グラフ分析の目的】

　類型化グラフ分析とは、危険の大きさと危険度の割合を同時に表しており、病院の**医療安
全レベル**を総合的に見ることができます。横軸にアクシデント割合、縦軸にインシデント・
アクシデント標準化累積件数（全体の件数）をとります。また横軸に平均アクシデント割合
の平均値の区画線を引き、縦軸にインシデント・アクシデント標準化累積件数（全体の件数）
の平均値の区画線を引いて、4 つの象限を作ります。対象とする時期がどの象限に当てはま
るかで、医療安全管理状況を評価します。

　・**アクシデント割合**：アクシデント件数÷インシデント・アクシデント件数で計算します。
　・**アクシデント割合の平均値**：各月のアクシデント割合の合計÷合計月数で計算されます。
　・**インシデント・アクシデント標準化累積件数（全体の件数）の平均値**：各月の合計イン
　　シデント・アクシデント標準化累積件数÷合計月数となります。

【読み方】

◆第1象限（グラフの右上　①）にある場合

　アクシデント割合が高く、インシデント・アクシデント標準化累積件数（全体の件数）も多いと言える状況です。医療安全ピラミッド理論で考えるならば、ピラミッドは大きくて、尖っている状況です。ピラミッドの大きさと尖りについての二つを改善する状況を示しています。図20-6では、2020年5月、6月が、この状況に当てはまります。

◆第2象限（グラフの左上　②）にある場合

　アクシデント割合が低く、インシデント・アクシデント標準化累積件数（全体の件数）が多い状況です。医療安全ピラミッド理論で考えるならば、ピラミッドは大きいですが、尖りは小さい状況です。ピラミッドの大きさについて改善する状況を示しています。図20-6では、2020年7月が、この状況に当てはまります。

◆第3象限（グラフの左下　③）にある場合

　アクシデント割合が比較的低く、また、インシデント・アクシデント標準化累積件数（全体の件数）も少ない状況です。医療安全ピラミッド理論で考えるならば、ピラミッドの大きさは小さく、尖っていないことを表し、良好な医療安全管理水準であることを意味します。図20-6では、2020年8月と9月が、この状況に当てはまります。

◆第4象限（グラフの右下　④）にある場合

　アクシデント割合が比較的高い一方、インシデント・アクシデント標準化累積件数（全体の件数）は少ないと言える状況です。医療安全ピラミッド理論で考えるならば、ピラミッドは小さいけれど、尖っていることを表しています。ピラミッドの尖りを改善すべき状況を示しています。注意すべきことは、インシデント・アクシデントレポートの提出漏れが発生している可能性があります。図20-6では、2020年4月が、これに当てはまります。

20-6 統計量の解釈

　HoSLM（ホスルム）の「モニタリングレポート」で出力される**統計量表**について解説します（表20-4）。標準化累積関数は標準化累積関数グラフと同意語です。

【統計量表の目的】

　インシデント・アクシデントレベル別標準化累積関数グラフ統計量表は、インシデント・アクシデントの標準化発生件数または報告件数の統計的な数値（平均値、中央値、分散、標準偏差、変動係数、25パーセンタイル、75パーセンタイル、四分位偏差）を見ることを目的としています。

【読み方】
平均値：インシデント・アクシデント観測期間の各レベル別標準化件数平均値（累積値）
最大値：インシデント・アクシデント観測期間の各レベル別標準化件数最大値（累積値）
最小値：インシデント・アクシデント観測期間の各レベル別標準化件数最小値（累積値）
範囲：標準化件数の最大値と最小値の差

表 20-4 インシデント・アクシデント・レベル別標準化累積関数統計量表（例）

インシデント・アクシデント・レベル	レベル0	レベル1	レベル2	レベル3a	レベル3b	レベル4
平均値	18.86	39.28	44.33	44.72	44.88	44.88
最大値	29.08	55.23	60.77	61.54	61.69	61.69
最小値	11.54	25.96	29.71	29.81	29.81	29.81
範囲	17.54	29.27	31.06	31.73	31.88	31.88
変動係数	0.34	0.25	0.24	0.24	0.24	0.24
25 パーセンタイル	13.04	31.3	35.47	35.64	35.73	35.73
中央値	17.36	37.82	42.97	43.43	43.62	43.62
75 パーセンタイル	24.8	47.52	54.08	54.48	54.8	54.8
四分位偏差	5.88	8.11	9.31	9.42	9.54	9.54
インシデント・アクシデント・レベル	レベル5	-	-	-	-	-
平均値	44.88	0	0	0	0	0
最大値	61.69	0	0	0	0	0
最小値	29.81	0	0	0	0	0
範囲	31.88	0	0	0	0	0
変動係数	0.24	0	0	0	0	0
25 パーセンタイル	35.73	0	0	0	0	0
中央値	43.62	0	0	0	0	0
75 パーセンタイル	54.8	0	0	0	0	0
四分位偏差	9.54	0	0	0	0	0

変動係数：標準偏差を平均値で割った値。データのバラつきを見ます。

25 パーセンタイル：観測期間の数値を小さい順に報告件数を並べた場合、初めから数えて全体の 25% に位置する数値です。観測期間におけるインシデント・アクシデント標準化発生件数または報告件数の全体の 25% がどのレベルにあるかを見ます。

中央値：観測期間の数値を小さい順に標準化報告件数を並べた場合、真ん中に位置する数値です。例えば 3ヶ月分の分析（奇数個）の場合は、2 つ目の値をとり、例えば 6ヶ月分の分析（偶数個）の場合は、3 つ目と 4 つ目の値を足して 2 で割った件数です。

75 パーセンタイル：観測期間における数値の小さい順に標準化報告件数を並べた場合、初めから数えて全体の 75% に位置する数値です。観測期間におけるインシデント・アクシデント標準化発生件数または報告件数の全体の中で 75% の件数を見ます。

四分位偏差：（75 パーセンタイルにあるインシデント・アクシデント標準化発生件数または報告件数と 25 パーセンタイルにあるインシデント・アクシデント標準化発生件数または報告件数の差）÷ 2 の値が四分位偏差の数値です。対象月のインシデント・アクシデント件数の散らばりを示す統計量です。

表 20-5 は対象月のインシデント・アクシデントレベルの統計量を計算した結果表です。

表20-5 **インシデント・アクシデントレベル統計量表（例）**

対象年月	2020年 4月	2020年 5月	2020年 6月	2020年 7月	2020年 8月	2020年 9月
平均値	0.99	0.89	0.93	0.92	0.95	0.94
分散	0.13	0.07	0.08	0.11	0.14	0.19
標準偏差	0.36	0.26	0.28	0.33	0.37	0.44
変動係数	0.36	0.29	0.3	0.36	0.39	0.47
25パーセンタイル	0	0	0	0	0	0
中央値	1	1	1	1	1	1
75パーセンタイル	1	1	1	1	1	1
四分位偏差	0	0	0	0	0	0

【統計量表の目的】

　インシデント・アクシデントレベル統計量の表は、インシデント・アクシデントレベルの統計的な数値（平均値、分散、標準偏差、変動係数、25パーセンタイル、中央値、75パーセンタイル、四分位偏差）をみることを目的としています。

【読み方】

平均値：対象月のインシデント・アクシデントレベルの平均値

分散：対象月のインシデント・アクシデントレベルの散らばり度合

標準偏差：分散の平方根をとった値。対象月のインシデント・アクシデントレベルのデータの散らばり度合

変動係数：標準偏差を平均値で割った値で、母集団特性の異なるもの（月別や病棟別等）を比較する時に用います。

25パーセンタイル：対象月において、発生または報告レポートをレベル数値の小さい順に並べた場合、25パーセント（つまり4分の1）に位置する数値です。例えばレベル0が150件、レベル1が210件、レベル2が53件の場合、25パーセンタイルは104番目で、104番目のレポートは、レベル0のレポートですので、25パーセンタイルは、レベル0となります。

中央値：対象月において、発生または報告レポートをレベル数値の小さい順に並べた場合、真ん中に位置する数値です。例えばレベル0が150件、レベル1が210件、レベル2が53件の場合、中央は207番目で、207番目のレポートは、レベル1のレポートですので、中央値は、レベル1となります。

75パーセンタイル：対象月において、発生または報告レポートをレベル数値の小さい順に並べた場合、75パーセント（つまり4分の3）に位置する数値です。例えばレベル0が150件、レベル1が210件、レベル2が53件の場合、75パーセンタイルは311番目で、311番目のレポートは、レベル1のレポートですので、75パーセンタイルは、レベル1となります。

四分位偏差：（75パーセンタイルのインシデント・アクシデントのレベルと25パーセンタイルのレベルの差）÷2　の値が四分位偏差の数値で散らばり度合いを示します。

表 20-6 インシデント・アクシデントレベル統計量表（標準化）（例）

対象年月	2020 年 4 月	2020 年 5 月	2020 年 6 月	2020 年 7 月	2020 年 8 月	2020 年 9 月
平均値	0.99	0.89	0.93	0.92	0.95	0.94
分散	1.36	0.96	1.06	1.27	1.61	1.94
標準偏差	1.17	0.98	1.03	1.13	1.27	1.39
変動係数	1.18	1.1	1.11	1.23	1.34	1.48
25 パーセンタイル	0	0	0	0	0	0
中央値	1	1	1	1	1	1
75 パーセンタイル	1	1	1	1	1	1
四分位偏差	0	0	0	0	0	0

　表 20-6 はインシデント・アクシデントレベルを標準化した統計量表です。観測月により延べ入院患者数が異なるので、延べ入院患者数 1000 人当たりで調整した統計量表です。

【統計量表の目的】

　インシデント・アクシデントレベル統計量表（標準化）の表は、標準化したインシデント・アクシデントレベルの統計的な数値（平均値、分散、標準偏差、変動係数、25 パーセンタイル、中央値、75 パーセンタイル、四分位偏差）をみることを目的としています。

【読み方】

平均値：対象月の標準化したインシデント・アクシデントレベルの平均値

分散：対象月の標準化したインシデント・アクシデントレベルの散らばり度合

標準偏差：分散の平方根をとった値。対象月のインシデント・アクシデントレベルのデータの散らばり度合

変動係数：標準偏差を平均値で割った値で、母集団特性の異なるもの（月別や病棟別等）を比較する時に用います。

25 パーセンタイル：対象月において、標準化した発生または報告レポートをレベル数値の小さい順に並べた場合、25 パーセント（つまり 4 分の 1）に位置する数値です。例えばレベル 0 が 150 件、レベル 1 が 210 件、レベル 2 が 53 件の場合、25 パーセンタイルは 104 番目で、104 番目のレポートは、レベル 0 のレポートですので、25 パーセンタイルは、レベル 0 となります。

中央値：対象月において、標準化した発生または報告レポートをレベル数値の小さい順に並べた場合、真ん中に位置する数値です。例えばレベル 0 が 150 件、レベル 1 が 210 件、レベル 2 が 53 件の場合、中央は 207 番目で、207 番目のレポートは、レベル 1 のレポートですので、中央値は、レベル 1 となります。

75 パーセンタイル：対象月において、標準化した発生または報告レポートをレベル数値の小さい順に並べた場合、75 パーセント（つまり 4 分の 3）に位置する数値です。

四分位偏差：（75 パーセンタイルにあるインシデント・アクシデントのレベルと 25 パーセ

表 20-7 インシデント・アクシデントレベル統計量表（連続量）（例）

対象年月	2020年 4月	2020年 5月	2020年 6月	2020年 7月	2020年 8月	2020年 9月
25パーセンタイル	0.7	0.53	0.55	0.57	0.68	0.64
中央値	1.29	1.06	1.11	1.14	1.26	1.23
75パーセンタイル	1.79	1.66	1.71	1.7	1.75	1.75
四分位偏差	0.55	0.57	0.58	0.57	0.54	0.56

ンタイルにあるインシデント・アクシデントのレベルの差）÷2の値が四分位偏差の数値で散らばり度合いを示しています。

　表20-7はインシデント・アクシデントレベル統計量を連続量で表したものです。通常、レベルは整数ですが、整数レベル間も数値があると考えて導出された数値です。

【統計量表の目的】

　インシデント・アクシデントレベル統計量表（連続量）の表は、インシデント・アクシデントレベルの統計的な数値（25パーセンタイル、中央値、75パーセンタイル、四分位偏差）をみることを目的としています。インシデント・アクシデントのレベルは、0、1、2に分類されますが、ここでは、連続量として扱うことにより、例えばレベル1とレベル2の間で、どちら側寄りに数値が集まっているかを確認することができます。

　分布関数グラフを見る時の統計量です。レベルを連続量ととらえて、統計的数値を出すことを目的としています。

【読み方】

25パーセンタイル：対象月において、発生または報告レポートをレベル数値の小さい順に並べた場合、25パーセント（つまり4分の1）に位置する数値です。例えばレベル0が150件、レベル1が210件、レベル2が54件の場合、25パーセンタイルは104番目で、104番目のレポートは、レベル0のレポートです。

　連続量の考え方では、以下の計算方法で求めます。1を引いているのは、レベル0以上、連続量換算数値未満であるためです。

（104 − 1）÷　150　=　0.7　が25パーセンタイルの数値となります。

中央値：対象月において、発生または報告レポートをレベル数値の小さい順に並べた場合、真ん中に位置する数値です。例えばレベル0が150件、レベル1が210件、レベル2が54件の場合、中央は207番目で、207番目のレポートは、レベル1のレポートです。連続量の考え方では、以下の計算方法で求めます。1を引いているのは、レベル1以上、連続量換算数値未満であるためです。

1　+　（207 − 150 − 1）÷　210　=　1.21　が中央値の数値です。

75 パーセンタイル：対象月において、発生または報告レポートをレベル数値の小さい順に並べた場合、75 パーセント（つまり 4 分の 3）に位置する数値です。例えばレベル 0 が150 件、レベル 1 が 210 件、レベル 2 が 54 件の場合、75 パーセンタイルは 311 番目で、311 番目のレポートは、レベル 1 のレポートです。連続量の考え方では、以下の計算方法で求めます。

$$1 + (311 - 150 - 1) \div 210 = 1.77$$ が 75 パーセンタイルの数値となります。

四分位偏差：(75 パーセンタイルにあるインシデント・アクシデントのレベルと 25 パーセンタイルにあるインシデント・アクシデントのレベルの差) ÷ 2　の値が四分位偏差の数値です。

上の数値を例にとると、$1.77 - 0.7 = 1.07$ を 2 で割り、0.535 となります。

　グラフは、直感的でわかりやすく、理解を助けるのに役立ちますが、一方で、「統計は苦手」「数字は苦手」と敬遠される方も多いと思います。しかしながら、グラフに表れている事象をより深く読み解くためには、数字が助けになることもありますので、少しずつ慣れていただければ幸いです。

医療安全介入効果測定の検証分析 戸田中央総合病院の場合

〈 概要 〉

　医療安全介入効果の測定は難しく、チャレンジしている病院は多くありません。ここでは戸田中央総合病院の医療安全ピラミッドモデルを用いたモニタリング検証と介入効果分析事例を紹介します。病院の分析は医療安全管理モニタリング情報システム「HoSLM（ホスルム）」を用いた分析で、日本医療マネジメント学会・医療安全分科会（2016 年 11 月 26 日、日本看護協会、東京）での報告を参考にしています。

　「HoSLM（ホスルム）」により、内服薬の誤投与防止対策の介入効果を計量的に分析評価しました。その結果、配薬カート導入と薬剤師の病棟配置の実施後早期において誤投薬レポートの報告数は明らかに減少したものの、その介入効果は長期に持続せず、経年的に生じる新たなリスクへの対応の必要性が明らかとなりました。「HoSLM（ホスルム）」を用いた分析によって再発防止対策の効果と弱点を知り、新たな対策強化の立案が可能となるなど、本システムが総合的安全管理におけるモニタリングツールとして有用であることを認めました。

KEYWORD

医療安全管理　インシデント・アクシデントレポート　薬剤投与プロセス　誤投薬再発防止　配薬カート　病棟薬剤師　累積グラフ　安全管理水準

21-1 戸田中央総合病院の医療安全介入効果測定の検証分析

　医療安全管理部門の主な活動として、患者や職員に生じた、もしくは生ずる可能性のあった有害事象を収集し、それらの発生原因を分析して**再発防止対策**を立案、これを実行することが挙げられます。わが国では 2006 年の診療報酬改定時に**医療安全対策加算**が新設され、これを契機として全国の医療施設において**医療安全管理体制**が整備されてきました。特に、当該加算にあたっては医療安全確保のための業務改善を継続的に実施することを算定要件としており、求められる **PDCA サイクル**を推進するためには再発防止対策の実施とともに、その効果を適正に評価することが重要になります。

　これまで、再発防止対策の有効性評価として収集した**インシデント・アクシデントレポー**

ト（レポート報告）の数量と**患者影響度**（レベル）分類の経時的推移を分析する方法がとられてきました。しかし、これら数量集計のみでは複数要因を把握して各種対策の介入効果を重層的に評価することが困難な場合もあります。そこで、関田による**医療安全ピラミッド理論**に基づき開発された医療安全管理モニタリング情報システム「**HoSLM**（ホスルム）」を用いて再発防止対策の介入効果を計量的に分析評価し、その有用性について検討しました。

21-2 内服薬剤の誤投与とその再発防止対策

　医療現場から報告されるレポートの内容をカテゴリー別にみると、とくに薬剤に関連した事象の占める割合が高く、その傾向は医療機能や病床数の違いにかかわらず、いずれの医療施設においても同様であり、医療安全管理上の懸案事項となっています。**薬剤投与のプロセス**は、医師による「処方」、薬剤科での「調剤」と「払い出し」、病棟業務としての「配薬」、「与薬」および「服薬」の各工程で構成されています（図21-1）。**医療安全管理**としては、それぞれの投与工程において特異的に生ずる**誤投薬リスク**を把握したうえで適切な再発防止対策を講ずる必要があります。なかでも、"配薬"に関わる薬剤師の病棟配置はチーム医療によって推進される安全管理の観点から重要な施策のひとつとされています。また、**配薬カート**の導入は看護師あるいは薬剤師が担う"配薬"から患者への"与薬"に繋がる工程で生ずる誤投薬リスクを回避するための安全管理ツールとして推奨されていますが、その実効性については必ずしも明らかではありません。

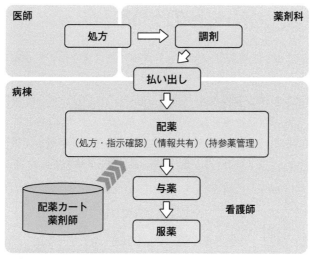

図21-1 内服薬の投与プロセス

21-3 配薬カート導入と病棟薬剤師の配置

　当院の 2011 年時点における月間レポート報告数は平均 200 件であり、そのうち内服薬の誤投与事例が占める割合は 16％でした。なかでも腎臓内科病棟（31 床）では高血圧症や糖

尿病などの併存症を有する慢性腎臓病患者や血液透析患者の入院が多く、多剤処方や頻回な用法変更などに伴う誤投薬の発生リスクが高く、全病棟より報告される薬剤関連事象のうちの27%を占めていました。そこで、同病棟に**配薬カート**（図21-2）を導入するとともに、薬剤師を兼任配置して配薬管理を徹底することにより誤投薬防止の強化をはかりました。

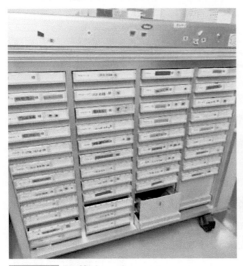
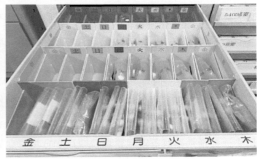

図21-2 **配薬カート**

21-4 誤投薬レポートの分析

　腎臓内科病棟に配薬カート導入と病棟薬剤師配置による再発防止対策を計画する前年においては、誤投薬に関するレポート報告数（標準化発生件数）が86件あり、患者影響度分類では全ての報告が**インシデントレベル**（レベル0〜2）でした。当該対策の実施より3年後までの年間レポート報告数の推移をみると、施策年内において40件まで半減し、施策1年後では80%減の17件に、2年後はさらに10件まで減少し、3年後もほぼ同数となり、全経過中に**アクシデントレベル**（レベル3〜5）の報告はありませんでした（図21-3）。これら

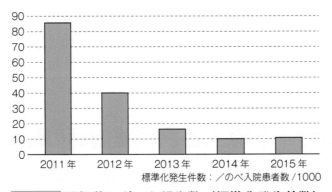

標準化発生件数：／のべ入院患者数／1000

図21-3 **誤投薬レポート報告数（標準化発生件数）**

のことから、当該防止対策の実効性は明らかで、その効果は一定期間持続しているものと評価できます。

　レベル別標準化累積グラフにより、当該防止対策の実施にともない減少した各レポートのインシデントレベルについて分析すると、施策年より2年後にわたりレベル0からレベル2までの報告件数が全体的に減少する傾向にありますが、3年後においてはレベル1の減少が大きいのに比べ、レベル2の報告はむしろ増加していました（図21-4）。

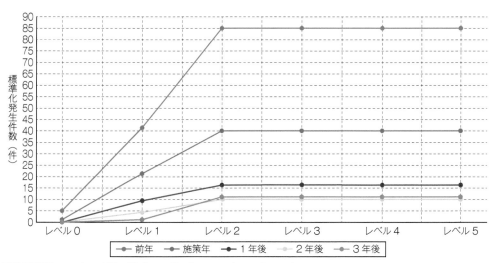

図21-4 レベル別標準化累積グラフ（HoSLM）

　レベル別分布関数グラフによると、当該防止対策の実施より1年目までに報告されたレポートにおいてインシデントレベル1が占める割合が高くなる傾向にありますが、2年以降では減少に転じ、3年目にはその傾向が著明となっています（図21-5）。

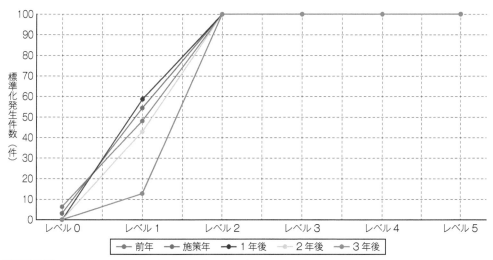

図21-5 レベル別分布関数比較グラフ（HoSLM）

　レポート報告件数とインシデントレベルを経過年毎にプロットして**安全管理水準**の時系列

変化を表したグラフによると、当該防止対策の実施により報告件数が経年的に減少するなかで、それらのインシデントレベルは平均1.5から施策後2年以降で平均1.8へと高くなる傾向がみられました（図21-6）。

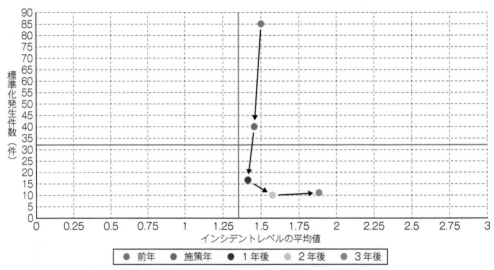

図21-6 安全管理水準の時系列変化（類型化分析）（HoSLM）

　誤投薬防止対策の介入効果を介入効果係数比較でみると、施策年ではインシデントレベル0の報告に関して強い介入効果を示しており、1年以後は経年的にレベル1およびレベル2に対する介入効果が増強する傾向がみられる一方、施策3年後においてレベル2に対する防止策の介入効果が鈍化していることがわかります（図21-7）。

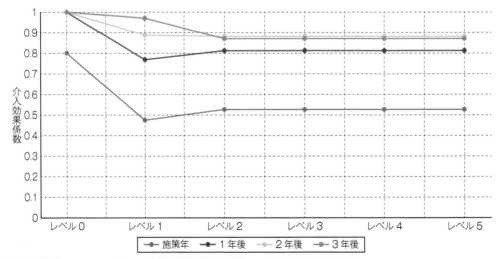

図21-7 レベル別介入効果係数比較グラフ（HoSLM）

21-5　HoSLM（ホスルム）による薬剤誤投与防止対策の評価

　累積グラフを用いたレポート報告の分析により、**誤投薬防止対策**の施策後2年目までに患者影響度が低いレベル0およびレベル1のレポート報告が著しく減少したにもかかわらず、3年の経過においては患者観察の強化や安全確認のための検査を必要とするレベル2の報告が増加傾向に転じるという実態を把握することができました。

　これらの結果から、**病棟薬剤師**による**配薬カート**の運用が誤投薬の防止対策として一定の効果を挙げていることが証明されました。しかし、当該対策の介入範囲が多岐にわたる**薬剤投与プロセス**のうちの"配薬"に限られていることから、発生頻度が比較的低いとはいえ処方→調剤→払い出し、あるいは与薬→服薬の工程において生ずる誤投薬のリスクを回避するまでの効果はなかったといえます。また、配薬カートはその導入早期において明らかに再発防止ツールとしての介入効果を認めたものの、その後は経年的にカート運用上の慣れや管理教育の不徹底など、導入前にはみられなかった新たなリスクの発生により、当初は低減に成功していた患者影響度の高い有害事象の報告が再び増加に転じたものと考えられます。

21-6　おわりに

　累積グラフ分析手法を用いた医療安全管理モニタリング情報システム「HoSLM（ホスルム）」により、内服薬誤投与の防止対策として導入された病棟薬剤師が管理する配薬カートの介入効果を評価しました。

　その結果、当該防止対策の実施後早期において薬剤誤投与に関するレポート報告数は明らかに減少したものの、その介入効果は長期に持続せず、経年的に生じる新たなリスクへの対応策を必要としていることが示唆されました。

　また、当該防止対策では薬剤投与プロセス（処方、調剤、払い出し、配薬、与薬、服薬）のうちでも配薬という限定された領域に介入したに過ぎず、薬剤誤投与事象のさらなる低減には投薬工程毎に各々対応可能な対策を講じる必要があります。

　「HoSLM（ホスルム）」を用いたレポート報告の分析により、医療安全管理における再発防止対策の弱点を知ることができ、さらなる対策強化の立案が可能となりました。本システムは総合的安全管理におけるモニタリングツールとして有用と考えます。

22章

医療安全介入効果測定の検証分析 仙台赤十字病院の場合

〈 概要 〉

　医療安全管理モニタリング情報システム「HoSLM（ホスルム）」を活用して、院内医療安全関連会議・委員会で使用する会議資料の作成を行いました。毎月の単純な発生件数ではなく、システムでの月別推移を含めて標準化したデータの表示が可能になります。また、そのデータから特異的な動きのある項目について、現場の状況を確認・要因の推定をしました。また、当院の課題である内服薬無投薬のエラー対策として、配薬カートを導入したことについての効果を評価するために、助言を受けながら単純な発生件数ではなく、介入効果としての分析評価を行いました。安全モニタリング・客観的評価の測定が可能になります。その内容を職員に説明できるようにすることが今後の課題です。本章の内容は、日本医療マネジメント学会・医療安全分科会（2016年11月26日、日本看護協会、東京）での報告を参考にしています。

KEYWORD

医療安全モニタリング情報システム、HoSLM、医療安全管理委員会用資料、分析事例、インシデント・アクシデント、レベル別報告件数、標準化、内服薬無投薬対策、配薬カート導入効果、累積グラフ、分布関数グラフ、類型化グラフ

22-1 仙台赤十字病院の医療安全管理状況

　仙台赤十字病院は実働335床の総合病院です。医療圏は高齢化率の高い地域を含み、受診患者層も高齢者から総合周産期医療センターの小さなお子さんまで、幅広い年齢層が対象となっています。

　医療安全管理加算Ⅰを算定して、専従で看護師が1名で勤務しています。

　従来、**医療安全管理委員会**の報告は、集計報告と発議事項・実施経過報告事項がありました。集計報告では、毎月、院内で報告されたインシデント・アクシデント事例を単純集計した結果を報告しています。

　①前月**インシデント・アクシデントレポート集計**「表題×レベル」

　②レベル3a、レベル3b事例　詳細報告

　また半期ごとの集計報告もしています。その他、その月で報告件数の多かった項目、傾向として気になる項目等を取り上げて集計し、報告することがあります。

　当院の項目別報告は、29 項目ありますが、表題（項目）ごとにレベル件数を積み上げた単純集計です。単純に「何の報告が多かったのか」を表していますが、前月・前年度との単純比較は参考程度のものでした。

22-2 HoSLM（ホスルム）の累積関数（累積グラフ）を利用した報告件数標準化分析結果

　ここから、**HoSLM**（ホスルム）を利用して実際に分析した結果について述べます。

　従来の単純集計では、患者数による標準化が出来ていないことから、1,000 人当たりの**延入院患者数**を用いて標準化を行うことで、より正確な比較・分析ができると説明を受け、6ヶ月分の状況について、延入院患者数と**レベル別報告件数**を入力しました。図 22-1 は、実際のシステム入力から作成されたレポートの画面です。

【例】レベル別報告件数 6ヶ月分の病院全体分析（表）

1-1-1-1　延べ入院患者数表

期間	2016 年 3 月	2016 年 4 月	2016 年 5 月	2016 年 6 月	2016 年 7 月	2016 年 8 月
人数	9116	7358	7349	7906	8301	7695

病院全体（累積：実数）

インシデント・アクシデント・レベル別報告件数の月間比較表

期間	種別	レベル 0	レベル 1	レベル 2	レベル 3a	レベル 3b	レベル 4	レベル 5	計
2016 年 3 月	件数	9	57	29	2	5	0	0	102
	累積件数	9	66	95	97	102	102	102	-
2016 年 4 月	件数	5	46	27	3	2	0	0	83
	累積件数	5	51	78	81	83	83	83	-
2016 年 5 月	件数	17	45	19	7	0	0	0	88
	累積件数	17	62	81	88	88	88	88	-
2016 年 6 月	件数	10	71	28	2	4	0	0	115
	累積件数	10	81	109	111	115	115	115	-
2016 年 7 月	件数	5	42	43	9	3	0	0	102
	累積件数	5	47	90	99	102	102	102	-
2016 年 8 月	件数	12	46	56	13	1	0	0	128
	累積件数	12	58	114	127	128	128	128	-

図 22-1 インシデント・アクシデントレベル発生（報告）件数の月間比較（HoSLM）

　図 22-2 はそれをシステムで自動グラフ化し、ピラミッドの大きさを比較した分析結果のグラフです。

　累積関数と**累積グラフ**は同じ意味で用いられています。ここから読み取れるのは、「右端レベル 5 の位置」（赤矢印）において、グラフ曲線が上方にある方がピラミッドが大きいことから、「8 月のピラミッドが大きい」、つまり全体件数が多いことが分かります。

　また、「楕円形で囲んだ中」（青色楕円形　青矢印）では、折れ線グラフの角度を見ると、8 月は他の月に比較してレベル 3a 報告が多く、レベル 3b 以上の報告は 0 件であることが分

【例】レベル別報告件数6ヶ月分の病院全体分析（グラフ）

病院全体（累積：標準化）

2-1-4-3　インシデント・アクシデント・レベル別標準化累積関数の月間比較
2-1-4-3-1 インシデント・アクシデント・レベル別標準化累積関数の月間比較グラフ
　　　　　（延べ入院患者数による標準化）

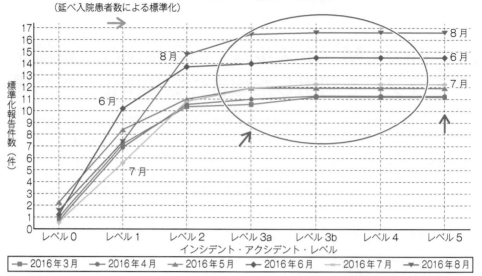

図 22-2 インシデント・アクシデントレベル別標準化累積関数の月間比較グラフ

かります。

　グラフ左方の**患者影響度**が低くて済んだ「レベル1及びレベル2」（緑の矢印）に着目すると、3月から7月までのグラフは同じような形をしているのに対し、8月は他の月に比較して、レベル1からレベル2にかけてグラフ曲線の傾きが大きいので、レベル2の件数が増加していたことが分かります。

　次の図 22-3 は、6ヶ月間の報告件数に関する変動を表した表です。

【例】レベル別報告件数6ヶ月分の病院全体分析（表）

観測スタート地点からの変動比　　　　　　　　　　　　　　　　　　　病院全体（変動比：標準化）

　（延べ入院患者数による標準化）

期間	種別	レベル0	レベル1	レベル2	レベル3a	レベル3b	レベル4	レベル5
2016年3月	累積件数	0.99	7.24	10.42	10.64	11.19	11.19	11.19
	変動比	-	-	-	-	-	-	-
2016年4月	累積件数	0.68	6.93	10.6	11.01	11.28	11.28	11.28
	変動比	0.69	0.96	1.02	1.03	1.01	1.01	1.01
2016年5月	累積件数	2.31	8.43	11.02	11.97	11.97	11.97	11.97
	変動比	2.33	1.16	1.06	1.13	1.07	1.07	1.07
2016年6月	累積件数	1.26	10.24	13.78	14.03	14.54	14.54	14.54
	変動比	1.27	1.41	1.32	1.32	1.3	1.3	1.3
2016年7月	累積件数	0.6	5.66	10.84	11.92	12.28	12.28	12.28
	変動比	0.61	0.78	1.04	1.12	1.1	1.1	1.1
2016年8月	累積件数	1.56	7.54	14.82	16.51	16.64	16.64	16.64
	変動比	1.58	1.04	1.42	1.55	1.49	1.49	1.49

図 22-3 観測スタート時点からの変動比

　レベル2までの累積に着目すると、3月を起点に、1.02、1.06、1.32、1.04倍になっており（赤矢印）、8月には1.42倍の報告件数になったことが分かります。

　4月のピラミッドの大きさは3月に比較して2％（青矢印）、6月は3月に比較して32％（緑の矢印）大きいことが分かります。

　ピラミッドの大きさの変動は、倍率を見て、大きくなっているのか小さくなっているのかが分かります。

22-3 HoSLM（ホスルム）の分布関数グラフを利用したレベル構成割合分析結果

　次の図 22-4 は、ピラミッドの構成割合を示す**分布関数グラフ**です。

【例】レベル別報告件数6カ月分の病院全体分析（グラフ）

病院全体（分布：標準化）

2-1-6-4　インシデント・アクシデント・レベル別分布関数の月間比較グラフ

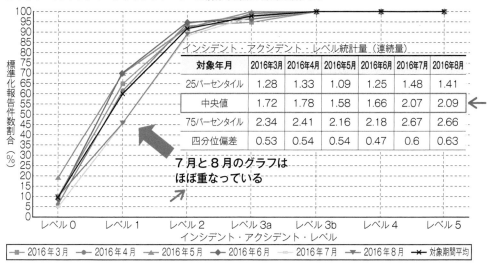

インシデント・アクシデント・レベル統計量（連続量）						
対象年月	2016年3月	2016年4月	2016年5月	2016年6月	2016年7月	2016年8月
25パーセンタイル	1.28	1.33	1.09	1.25	1.48	1.41
中央値	1.72	1.78	1.58	1.66	2.07	2.09
75パーセンタイル	2.34	2.41	2.16	2.18	2.67	2.66
四分位偏差	0.53	0.54	0.54	0.47	0.6	0.63

7月と8月のグラフはほぼ重なっている

図 22-4 インシデント・アクシデントレベル別標準化分布関数の月間比較グラフ

　先ほどの図 22-2「累積グラフ」では、8月のピラミッドが大きかったのですが、このグラフを見ると、レベルの構成割合は、7月も8月も変わらないことが分かります。7月と8月は、その他の月に比較して、グラフが右に来ている（赤矢印）ので、ピラミッドがより尖っていることを示しています。このことは、**レベルの中央値**や他の**パーセンタイル**（青矢印）が、他の月に比較して大きいことにも表れています。

　これらのことから、7月と8月は、構成割合の点からも健康への影響度の大きい報告が多く、リスクの大きい期間であったことが分かります。

22-4 HoSLM（ホスルム）の類型化分析を利用した安全管理水準分析結果

　次の図 22-5 は、**類型化分析グラフ**で、横軸に**アクシデント割合**（青矢印）、縦軸にピラミッドの大きさ（緑の矢印）を同時に示しています。グラフの中の赤い十字に交わっている線は、それぞれの軸のデータの平均値を示しています。

【例】レベル別報告件数6カ月分の医療安全管理水準（グラフ）

病院全体（散布図：標準化）

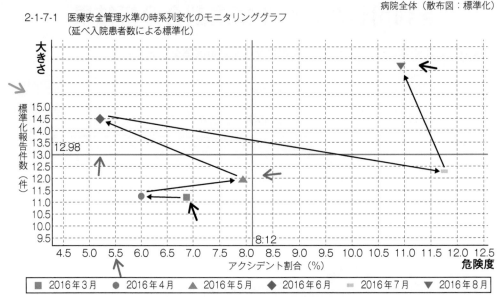

2-1-7-1　医療安全管理水準の時系列変化のモニタリンググラフ
　　　　　（延べ入院患者数による標準化）

図 22-5 **類型化分析　医療安全管理水準の時系列変化のモニタリング**

　月を追って矢印でつないでみると、6ヶ月間でどのように推移したのかが見えてきます。
　3月はピラミッドが小さく、アクシデントの割合も小さい「安全水準が良好な状態」であったのが、8月にはピラミッドが大きく、アクシデントの割合も大きくなっていて、「安全管理水準が悪化」していることが分かります。

22-5 HoSLM（ホスルム）の累積関数（累積グラフ）を利用したドレーン・チューブ類分析結果

　ここまでは、院内全体で全ての報告についての**医療安全管理水準**を見てきましたが、ある月の「ドレーン・チューブ類」に関連する項目に特異的な動きがあることに気づいたため、何か課題があると考え、「ドレーン・チューブ類の使用・管理に関する報告」の項目に絞って、分析を行いました。（図 22-6）
　ここで、分析に関する支援を得て、分析の考え方の助言を頂きました。月次の報告件数では、データの数が不足しており、統計的な分析には不十分なため、4～6月、7～9月という

【例】病院全体のドレーン・チューブに関する分析（グラフ）

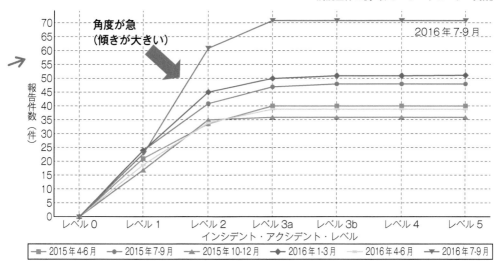

図 22-6 ドレーン・チューブの項目に限ったレベル別標準化累積関数の月間比較グラフ

ように、3ヶ月単位でレベル別に件数を集計しました。

一番上にある累積グラフ曲線が7〜9月分ですが、グラフの傾きが他の月に比較して大きいので、レベル2の報告件数が明らかに多いことが分かります。

当該月の院内環境を振り返ると、増加した理由は、報告対象の扱いが変わったことによるものだった可能性が見えてきました。新生児科（NICU）におけるドレーン・チューブ類の計画外抜管（経口栄養チューブや挿管チューブ）について、以前は想定の範囲内の出来事で、防止は困難なため、早期発見と対処が適切に行われればいい、という判断から報告対象にされていませんでした。当該月は、発生状況の客観的把握を目的に、部署が自主的に報告対象として扱うことにして報告を開始した時期と合致します。その結果、レベル2の報告が増加したと分析しています。

22-6 HoSLM（ホスルム）の累積関数・分布関数グラフ分析を利用した内服薬の与薬エラー介入効果分析結果

次に、当院の課題だった内服薬の与薬エラー（無投薬）に対して、看護部協力のもと、『配薬カート』を導入し、看護師管理の内服薬の準備から与薬までを可視化して確認できるようにした対策を試行病棟で実施した際の「介入効果」を分析しました。（図 22-7）

こちらも、統計分析には件数が少ないため、やはり3ヶ月単位で集計し、介入前の9ヶ月と介入後の3ヶ月で分析をしました。介入効果係数は、ピラミッド全体では0.54になり（赤枠 赤矢印）、54％の効果が見られたという結果を得ました。

本システムの**自動所見**は（青矢印）、ゆらぎの影響も含めて計算してくれますが、「非常に効果が出ている」という分析結果でした（自動所見欄 赤枠）。

【例】X病棟の内服に関する介入効果分析（表と所見）

X病棟の例（内服介入効果）

インシデント・アクシデント・レベル	レベル0	レベル1	レベル2	レベル3a	レベル3b	レベル4	レベル5
報告件数（2015年10-12月）	1	9	5	0	0	0	0
報告件数（2016年1-3月）	0	4	9	0	0	0	0
報告件数（2016年4-6月）	0	8	3	0	0	0	0
累積報告件数平均	0.33	7.33	13	13	13	13	13
報告件数（2016年7-9月）	0	3	3	0	0	0	0
累積報告件数平均	0	3	6	6	6	6	6
差（2016年7-9月）	0.33	4.33	7	7	7	7	7
介入効果係数（2016年7-9月）	1	0.59	0.54	0.54	0.54	0.54	0.54

自動所見

2016年7-9月のインシデントまでの介入効果をみると、非常に効果が出ていると考えられます。インシデント・アクシデント全体をみても、非常に効果が出ていると考えられます。

介入効果測定期間全体をみると、強い介入効果がみられます。ただし、報告件数が減少したことによる見かけ上の現象の可能性もあります。報告強化月間の件数が基準となっているか、発生件数が基準となっているか等の検証をしてください。

図 22-7 介入効果分析表とシステムの自動所見

【例】X病棟の内服に関する介入効果分析（グラフ）

X病棟の例（内服介入効果）

2-1-7-1　インシデント・アクシデント・レベル別介入効果係数表
　　　　　（延べ入院患者数による標準化）

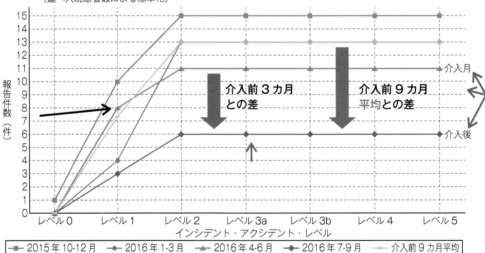

図 22-8 インシデント・アクシデントレベル別介入効果係数表

　図 22-8 は**介入前後の累積グラフ**です。ピラミッドの大きさの変化を見ています。一番下のグラフ曲線（赤矢印）が、介入後3ヶ月の状況です。介入をしなくても、介入前9ヶ月、6ヶ月、3ヶ月（青矢印）と報告件数は減少傾向ではありましたが、介入によって大幅に件数

が減少したことが分かります。

　グラフ中の黄色のグラフ曲線は、介入前9ヶ月の平均を示したグラフですが、これとの比較においても大幅に差があることが分かります。

　前述の分析結果から分かったことは、主に以下の2点でした。

○院内全体では、8月の報告件数が非常に多く、一見問題があるように見えましたが、内容を見てみると、特定部署の「ドレーン・チューブ類の使用・管理に関する報告」項目について報告勧奨がされていたことによる影響で、**医療安全管理水準**の危険度に大きな変化はなかったこと。

○無投薬の発生に対し、配薬カートの試験的導入による対策が、非常に効果的であったこと。

　これらのことを、データをもとに報告することが可能になりました。

22-7　HoSLM（ホスルム）利用分析結果と考察

　以上から、従来の分析との違いをまとめると、主に以下の3点が言えると思います。

○レベル別件数を標準化して分析することが、医療安全の状態の可視化の信頼性を高める。

○従来、自施設で分析できなかった「介入効果」を測定することができた。

○統計に関する専門的な知識がない部分をシステムが補い、意識せずに統計分析された結果を得ることができた。

　システムの検証に参加して感じたことは、

○システムを利用することで、データを入力すれば短時間で分析結果を可視化できる情報が得られますが、それを理解して説明に活用するためには、慣れるまで解釈が難しく感じられました。

○さらに、院内の会議等で報告する際、グラフ資料の解釈の仕方についてメンバーが理解できるように説明できることが前提になります。この点が当初なかなか難しい点でした。

23 章

パレート分析の概要と累積グラフ・分布関数グラフの関係及び介入分析

〈 概要 〉

　パレート分析は、品質管理に用いられている分析方法です。医療事故要因分析にも活用されているので、まずこの分析方法の概要について解説します。パレート分析は、医療事故件数の多い事故要因を順に原点から横軸に並べ、パレート図（パレート曲線）により医療安全状態を分析する方法です。医療事故を減らすために、ABC 分析により、多い事故件数の事故要因を細分化してそれらの事故件数を減らしていきます。この分析方法は横軸が事故要因になっているので評価基準となる尺度が考慮されていません。しかし横軸を事故件数の多い順に順序尺度として扱うと、累積グラフ分析や分布関数グラフ分析の視点からの分析が可能になります。この新しい視点により、レベルを考慮した分析や介入効果の計量比較分析が可能になります。本章では、パレート図（パレート曲線）と累積グラフ分析や分布関数グラフ分析を関連付けた解説をしています。

KEYWORD

パレート分析、医療事故要因分析、医療安全状態、パレート図、パレート曲線、累積グラフ分析、ABC 分析、分布関数グラフ分析、順序尺度、要因細分化、要因介入、介入効果分析

23-1 パレート分析の概要と分析手順

　パレート分析は、品質管理に用いられている分析方法で、医療事故要因分析にも活用されています。この方法に類似する **ABC 分析**は在庫管理やマーケティングに活用されている方法で、パレート分析と分析方法内容はほぼ同じです。

　パレート分析では、医療事故件数の多い事故要因を順に原点から横軸に並べ、**パレート図（パレート曲線）**により**医療安全状態**を分析します。まずパレート分析について解説します。

　表 23-1 の左表のような事故リスク要因が複数（A〜F：F はその他要因）あって、それぞれのリスク要因別に事故件数が明確な場合、パレート分析は次のような手順で行われます。

パレート分析の手順

パレート図（パレート曲線）の作成と分析

■パレート分析はインシデント・アクシデントの要因を発見して数の多い要因順（A〜E）に原点から横軸に並べる

■件数の多い順に要因件数または割合（％）を累積する

■累積件数または累積割合（％）を結び、パレート図（パレート曲線）を作成する

■パレート図（曲線）の形状を分析する

　表23-1の左表では、Aリスク要因が110件、Bリスク要因が80件、Cリスク要因が47件、Dリスク要因が31件等になっています。これらの要因件数を累積してゆくと、表23-1の左表に示すように、Bリスク要因までで190件、Cリスク要因までで237件等になります。これらの要因件数を結ぶと図23-1の左のグラフに示すパレート図（パレート曲線）が得られます。通常パレート図（パレート曲線）は横軸の要因の件数が減少してゆくので上に凸の形状ですが、要因Fがその他要因で前の要因件数より多くなる場合はその要因部分だけ形状が変わります。

表 23-1　リスク要因と要因細分化

リスク要因			要因 A を細分化したリスク要因と件数		
A	110	110	a	58	58
B	80	190	b	27	85
C	47	237	c	18	103
D	31	268	d	5	108
E	10	278	e	2	110
F	38	316			

出典：著者等科研費研究グループ作成

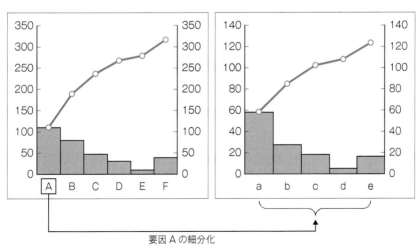

要因 A の細分化
要因 A を細分化したパレート図

図 23-1　パレート分析（ABC 分析）と要因細分化

出典：著者等科研費研究グループ作成

23-2 パレート分析と ABC 分析による要因の細分化

通常**パレート分析**は、事故件数の多い要因に対して介入し、事故件数を減らしていきますが、要因介入には **ABC 分析**を用いるのが効果的です。

ABC 分析（**重点分析**）は、もともとは在庫管理やマーケティングに用いられてきた分析方法ですが、ここでは医療安全の視点から適用しています。医療安全で、ある事故が複数の要因で構成されている場合、ABC 分析では、主要な要因を解決すれば全体の解決につながるという考え方です。要因を影響度の大きい順に A グループ要因、B グループ要因、C グループ要因に分けて、A グループ要因のいくつか、例えば50％以上を占める要因について分析したり、介入したりする。ここでは医療事故件数の多い主な要因について分析することになります。この方法がパレート分析に用いられています。

表 23-1 では A リスク要因が最も件数が多いので、A リスク要因の要因細分化を行い、件数の多い順に a リスク要因、b リスク要因、c リスク要因のように並べて、多いリスク要因から累積件数を求めます（表 23-1 の右表）。これらの累積件数をプロットしていくと図 23-1 の右のグラフに示す**パレート図**（**パレート曲線**）が得られます。

ABC 分析の視点から、a リスク要因、b リスク要因、c リスク要因を減らすことにより、A リスク要因の件数が減ることが期待されます。このようにして、B リスク要因、C リスク要因を減らすことにより全体の件数を減らそうとするのがパレート分析の目的です。パレート図（パレート曲線）が下方にシフトし、横軸に近づくほど要因のリスク管理ができたことになります。

医療事故では、最大要因 A を解決できれば相当解決できたことになります。例えば A 要因（与薬のエラー）で事故が発生している場合、a 要因（投与量の間違い）、b 要因（投与時間・期間に関する間違い）、c 要因（薬剤の間違い）、d 要因（投与方法の間違い）について最も多い件数の要因（例えば a 要因）を減らす介入を行うことにより A 要因件数が減ることが期待されます。次に件数の多い要因（例えば b 要因）についても同様に介入すると A 要因の件数はさらに減り、同様に B 要因を減らすと更に事故件数が減ることになります。

パレート分析・ABC 分析は事故件数を減らす事故要因分析の基本的考え方ですが、事故件数のみでの分析となるので、累積グラフ分析のようなレベル別分析はできません。ただし、レベルごとにパレート分析は可能です。例えば各医療機関のレベル 4 やレベル 5 以上の分析、レベル 2 以上等の分析は可能です。

23-3 パレート分析と累積グラフ分析との関係

パレート分析では、医療事故件数の多い事故要因を順に原点から横軸に並べますが、横軸は名義尺度であり、**順序尺度**を考えていません。しかし横軸は、その他要因を除いて医療事故要因が多い順に並べられているので、これらの要因を順序尺度として扱うことが可能です。例えば、件数が多い順に要因をレベル 1、レベル 2、レベル 3 のように扱うことができます。

図 23-1 の左の図の横軸を、A、B、C……でなく、1、2、3……とすれば**累積グラフ**になります。要因の順序が変わってもレベル順序尺度は変わりません。このように対応すれば累積グラフと同様の扱いが可能になり、累積件数の月間比較や介入効果分析が可能になります。

　インシデント・アクシデントのレベルは、健康被害の順序尺度で、レベル 0 から順にヒヤリハットも含めて健康被害が大きくなっていきますが、**パレート分析**では、**医療事故要因**で多い事故件数の順にレベル 1 から順に事故件数が少なくなる順序尺度になっており、重視するレベルは逆になっています。インシデント・アクシデントのレベル 1 はレベル 5 よりも健康被害の影響が少ないのに対して、パレート分析のレベル 1 の健康被害への影響はレベル 5 よりも事故件数の視点からは影響が大きくなります。

　パレート分析は要因の種類の視点から分析しており、レベルの事故件数だけでは健康への影響程度が明確でありません。この場合インシデント・アクシデントの健康被害レベル（例えばレベル 3 以上）の要因件数についてのみパレート分析すれば、健康被害への影響を考慮したパレート分析・累積グラフ分析になります。ここではレベルを、要因件数の順序レベルと健康被害の順序レベルの 2 つの視点から用いているので注意が必要です。パレート分析を累積グラフ分析で行う場合この 2 つの視点が必要になります。

　パレート図（パレート曲線）と累積グラフの関係は、いずれの場合もレベル 1 の件数が最も多く、レベルが大きくなるにつれて件数が少なくなるためピラミッド構造は同じです。このため 2 つのグラフの形状は、いずれも上に凸になっておりレベル 1 から緩やかに角度が下がる構造になっています。形状的には同じといえますが、グラフの解釈は全く逆になります。

23-4　パレート分析と分布関数グラフ分析との関係

　パレート図（パレート曲線）は、医療事故要因の事故件数でなく、事故割合で表すこともできます。この場合もレベル 1 の割合が最も多く、レベルが大きくなるにつれて割合が低くなるため、**ピラミッド構造**になっています（要因 F はその他複数要因で例外）。累積グラフとの違いは、累積件数とは異なり、累積割合になっているので、どのようなピラミッドでも最後のレベルは割合で 1、または 100% になります。

　表 23-2 のデータに基づいて得られたのが図 23-2 です。横軸を順序尺度で見ると、A 要因～E 要因まではレベル 1～レベル 5 に対応しており、**分布関数グラフ**になっています。ただし医療安全でのレベルとパレート分析での要因対応のレベルは医療安全上逆の意味になっているので注意が必要です。医療安全での分布関数グラフは、縦軸に近いほど医療安全ピラミッドの尖りが少なくなっていましたが、パレート分析の要因の場合は縦軸から離れるほど安全性が高まることになります。**パレート分析の手順**は**分布関数グラフ**の場合と同じです。

表 23-2 件数と累積件数・累積割合

	介入前件数と累積件数・累積割合		
A（1）	50	50	0.337
B（2）	27	77	0.52
C（3）	20	97	0.655
D（4）	18	115	0.777
E（5）	8	123	0.831
F（6）	25	148	1
合計	148		

出典：著者等科研費研究グループ作成

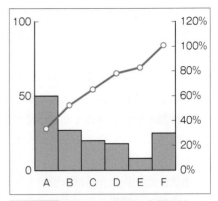

図 23-2 パレート図（曲線）と分布関数グラフ

出典：著者等科研費研究グループ作成

23-5 パレート図（パレート曲線）・累積グラフ視点の介入効果分析

　累積グラフの視点から**パレート図**（パレート曲線）を用いた**介入効果分析**を、表 23-3 を参考に説明します。この表には A～F までの要因の件数と累積件数が出ています。F はその他の要因で最後に配置しています。左側の表が介入前のデータで、右側の表が要因 A 介入後のデータです。介入前では、最も多い要因 A の件数が 50 件、次に多い要因 B の件数が 27 件で累積件数は 77 件になります。このように各要因の件数を累積していくと、介入前のデータは表 23-3 の左側の表のような累積件数結果になります。

表 23-3 介入前後の件数と累積件数・累積割合

	介入前件数と累積件数・累積割合				介入後件数と累積件数・累積割合		
A	50	50	0.337	B	26	26	0.222
B	27	77	0.52	A	21	47	0.401
C	20	97	0.655	C	20	67	0.572
D	18	115	0.777	D	18	85	0.726
E	8	123	0.831	E	9	94	0.803
F	25	148	1	F	23	117	1
合計	148				117		

出典：著者等科研費研究グループ作成

　要因 A 介入後の表 23-3 の右側の表のデータでは、最大件数の要因が変わっており、要因 B が最も多くなっています。介入後の要因 A は、介入前の要因 A よりも全体に占める割合が減っています。要因 B の割合は 26 件で、次に多いのが要因 A で 21 件、累積件数は 47 件になっています。このように累積件数を求めていくと、介入後のレベルに対応した要因の累積件数が求められます。

　介入前後の累積件数比較から、レベル 1 では 24 件（50 − 26）、レベル 2 では 30 件（77

－ 47）、レベル 3 では 30 件（97 － 67）、レベル 6（全体）では 31 件（148 － 117）の減少効果が出ています。全体での減少効果割合は 21 ％（（148 － 117）／ 148 × 100））になります。

　パレート図（パレート曲線）・累積グラフを用いた**介入効果分析手順**は次のようになります。

パレート図（パレート曲線）・累積グラフを用いた介入効果分析手順

- ■件数の多い主な要因について改善策を検討する（ABC 分析）
- ■改善策による介入後のインシデント・アクシデント要因を件数の多い順に並べ、介入前と同様にパレート図（パレート曲線）・累積グラフを作成する
- ■介入前後のパレート図（パレート曲線）・累積グラフを比較する
- ■順序尺度それぞれのレベルの累積件数を比較して効果を評価する

　図 23-3 は表 23-3 のデータに基づいた介入前後のパレート図（パレート曲線）・**累積グラフ**を示しています。左の図は介入前の状態、右の図は要因 A に介入後のグラフです。この図では A 要因と B 要因の件数が逆転していますが、**順序尺度**の視点からは問題ありません。A 要因と B 要因で件数が逆転しても、順序尺度ですから最も多い件数要因がレベル 1 になります。例えば介入前の A（1）は A 要因でレベル 1 を表していますが、介入後は、B 要因がレベル 1 を表しています。

　パレート図・累積グラフを比較すると介入後のパレート図・累積数グラフは介入前よりも低い曲線になっています。**介入効果**がある場合にはこのような傾向が見られます。このことは件数の大きい要因の影響が減っていることを表しています。

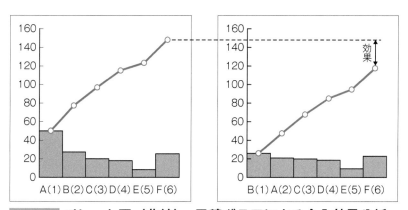

図 23-3 パレート図（曲線）・累積グラフによる介入効果分析

出典：著者等科研費研究グループ作成

23-6 パレート図（パレート曲線）の作成方法と分布関数グラフ視点の介入効果分析

　パレート図（パレート曲線）を用いた介入効果分析を、分布関数グラフの視点から表23-3を参考に説明します。この表にはA〜Fまでの要因の件数と累積割合が出ています。Fはその他の要因で最後に配置しています。左側の表が介入前のデータで、右側の表が要因A介入後のデータです。

　介入前では、最も多い要因Aの割合が0.337、次に多い要因Bの割合が0.183で累積割合は0.52になります。このように各要因の割合を累積してゆくと、介入前のデータは表23-3の左側の表のような結果になります。

　要因A介入後の表23-3の右側の表のデータでは、最大件数割合の要因が変わっており、要因Bが最も多くなっています。しかしレベルの順序尺度の視点で見ると件数の最も多いレベル1の意味は変わりません。

　介入後の要因Aは、介入前の要因Aよりも全体に占める割合が減っています。要因Bの割合は0.222、次に多いのが要因Aであり、割合が0.179で累積割合は0.401になっています。このように累積割合を順次求めてゆくと、介入後の要因の各レベルの累積割合が求められます。

　パレート図（パレート曲線）・分布関数グラフを用いた**介入効果分析手順**は次のようになります。

パレート図（パレート曲線）・分布関数グラフを用いた介入効果分析手順

- ■件数割合の多い主な要因について改善策を検討する（ABC分析）
- ■改善策による介入後のインシデント・アクシデント要因を割合の多い順に並べ、介入前後のパレート図（パレート曲線）・分布関数グラフを作成する
- ■介入前後のパレート図（パレート曲線）・分布関数グラフを比較する
- ■順序尺度それぞれのレベルの累積割合を比較して効果を評価する

　図23-4は表23-3のデータに基づいた介入前後の・分布関数グラフ（パレート図（パレート曲線））を示しています。左の分布関数グラフは介入前の状態、右の分布関数グラフは要因Aに介入後のグラフです。この図ではA要因とB要因の件数割合が逆転しています。横軸は要因に対応してレベルを入れています。例えば介入前のA（1）はA要因でレベル1を表していますが、介入後は。B要因でレベル1を表しています。

　介入により要因の件数・割合を減らすことができますが、介入はABC分析に基づいて件数割合の多い要因について順次介入していくことが多いため、介入後の要因件数割合の差が少なくなり、分布関数グラフはなだらかな直線に近づきます。

　図23-4はでは介入前の分布関数グラフAは赤字で、介入後の分布関数グラフBは緑で表しています。介入後のグラフBがグラフAよりも右に移行しているので、介入効果が出ていることになります。全体に占める割合が0.5（中央値）の分布関数グラフのレベルは、0.5から横軸に平行線を引き、交点P、Qから縦軸に平行にひいた線と横軸との交点です。

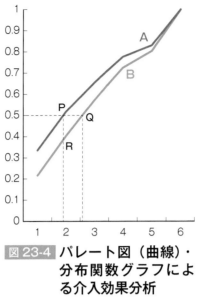

図 23-4 パレート図（曲線）・分布関数グラフによる介入効果分析

出典：著者等科研費研究グループ作成

この場合、レベルを連続量で考えています。**介入効果**によりＱ－Ｐのレベル改善効果が出ています。また介入前の中央値が0.5の場合、累積割合ではＰ－Ｒの減少効果が出ています。ここでは中央値での介入効果を検討しましたが、どの割合でも、どのレベルでも介入効果の検討が可能です。

23-7 チャレンジ～貴院の介入効果の検証

チャレンジ１：医療事故件数の多い要因５つについて件数を出してみましょう。

チャレンジ２：医療事故件数の多い５つの要因について、パレート図（パレート曲線）・累積グラフを作成し、分析してみましょう。

チャレンジ３：医療事故件数の多い５つの要因について、パレート図（パレート曲線）・分布関数グラフを作成し、分析してみましょう。

【参考文献】
1）関田康慶．第XI章「データ解析の理解と統計分析のリスクマネジメントへの応用」．209-229，『医療安全管理テキスト』．四病院団体協議会医療安全管理者養成委員会編．日本規格協会，2008，255．
2）関田康慶、北野達也、柿沼倫弘．医療安全管理モニタリング方法の開発．医療情報学，132，2012，488-491．

24章

クリティカルパスにおける医療安全関連バリアンス分析～分布関数グラフの活用

〈 概要 〉

　クリティカルパスの重要課題の１つがバリアンス分析です。この章ではバリアンスを分布関数グラフで分析し、モニタリングする方法について解説します。全体のバリアンスと医療安全関連のバリアンスとの関係も含めて分析する方法を解説しています。バリアンス分析では、クリティカルパス標準入院日数分布関数グラフと実際のバリアンスの分布を示す分布関数グラフとの間の面積が全体のバリアンスになります。バリアンスは正のバリアンスと負のバリアンスがあるので、双方のバリアンスの分析手順を示しています。またバリアンスを減らす介入（バリアンス・マネジメント）の効果の評価方法やDPC経営視点からのバリアンス分析についても解説しています。

KEYWORD

クリティカルパス、バリアンス分析、モニタリング、分布関数グラフ、標準入院日数分布関数グラフ、負のバリアンス、正のバリアンス、バリアンスの分析手順、バリアンスの改善、DPC疾患分類、DPC経営視点、入院期間、診療報酬点数

24-1 クリティカルパスのバリアンス分析

　クリティカルパスの重要課題の１つが**バリアンス分析**です。バリアンスには医療従事者の診療にかかわるバリアンス、患者行動によるバリアンス、家族の都合によるバリアンス、病院システムにかかわるバリアンス、地域連携でのバリアンス等があります。医療事故によるバリアンスは診療や患者行動、検査や手術などの病院システムにかかわるもので継続的モニタリングが必要です。バリアンスには様々な種類がありますが、それらの影響を入院日数で評価することにします。ここではクリティカルパスの適用不可は除外して分析します。

　バリアンスは、ある**クリティカルパスの標準入院日数**からの逸脱により把握されます。標準日数よりも入院日数が延びれば**負のバリアンス**、標準日数よりも入院日数が短ければ正のバリアンスということになります。入院日数に無関係のバリアンスもありますが、ここでは入院日数に関係するバリアンス分析について検討します。

24-2 分布関数グラフを用いたクリティカルパスのバリアンス分析

　ここでは**分布関数グラフ**を用いたクリティカルパスのバリアンスのモニタリング分析方法について図 24-1 を用いて解説します。

　図の横軸は入院日数、縦軸は入院日数の累積割合を示しています。図の赤い直角の曲線はあるクリティカルパスの標準入院日数の分布関数グラフ（A 分布関数グラフ）になっています。このグラフはクリティカルパス適用対象のすべての入院患者が標準入院日数で退院していることを表しており、クリティカルパス**標準入院日数分布関数グラフ**と呼ぶことにします。実際にはこのような分布関数グラフはまれで、C 分布関数グラフのように、クリティカルパス標準入院日数より入院日数が延長した場合の分布関数グラフが一般的です。この場合のバリアンスは、**負のバリアンス**であり、標準パスと逸脱したパスの分布関数グラフ間の面積（グラフ A とグラフ C で囲まれる面積）により大きさの程度を把握することができます。バリアンスの程度は累積割合からも把握可能です。バリアンスの短い日数から 50％の中央値の日数は c となります。50％と同様に、30％、70％などのバリアンス日数を把握することができます。

　B 分布関数グラフを医療事故関係の分布関数グラフとすると、医療事故によるバリアンスは、B 分布関数グラフと A 分布関数グラフの間の面積で示されます。バリアンスの短い日数から 50％である中央値の日数は b となります。医療事故によるバリアンスの全体への影響は、B 分布関数グラフが C 分布関数グラフにどの程度近いかにより判断されます。2 つの分布関数グラフが近いほど全体のバリアンスが医療事故関係に影響されていることを示し、離れていれば医療事故関係がバリアンスに対して影響が少ないことを示しています。

　図 B、C のバリアンスグラフは、クリティカルパス標準入院日数を上回っていることを反映していますが、実際にはクリティカルパス標準入院日数よりも入院日数が少ないケースが混在する場合があります。入院日数がクリティカルパス標準入院日数よりも短いケースは**正のバリアンス**ですが、全体では、正負のバリアンスが混在することになります。この場合の D 分布関数グラフは標準入院日数よりも短い日数から分布関数が描かれます。バリアンスの

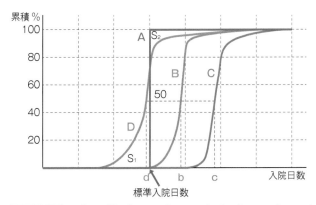

A：クリティカルパス標準入院日数分布関数グラフ

B：クリティカルパス標準入院日数より医療安全起因で入院日数が延長した場合の分布関数グラフ

C：クリティカルパス標準入院日数より入院日数が延長した場合の分布関数グラフ

D：クリティカルパス標準入院日数未満・延長の分布関数グラフ

A ＜ D ＜ B ＜ C
バリアンスの大小

図 24-1 分布関数グラフを用いたクリティカルパスのバリアンス分析

出典：著者等科研費研究グループ作成

中央値はdになります。標準入院日数になるのは、D分布関数グラフと縦軸との交点となり、交点の縦軸割合が短い入院日数から累積した**正のバリアンス割合**になります。

　正負のバリアンスの比較は、D分布関数グラフとクリティカルパス標準入院日数分布関数グラフであるA分布関数グラフの間の正のバリアンス面積と負のバリアンス面積で把握することができます。正のバリアンスは標準入院日数よりも短い日数部分で、A分布関数グラフとD分布関数グラフの間の面積S_1、負のバリアンスは標準入院日数よりも長い日数部分で、A分布関数グラフとD分布関数グラフの間の面積S_2になります。

　図24-1のB分布関数グラフ、C分布関数グラフは、超過日数件数が徐々に増加し、ピーク後徐々に減少していくグラフ形状になっています。超過日数件数が徐々に減少していく場合は、グラフ形状が上に凸型の形状グラフになります。グラフ形状は超過日数件数の状況により変わってきます。

　バリアンスの種類を分類する場合、それぞれの種類のバリアンスを分布関数グラフとして示せるので、種類ごとのバリアンス分析が可能となります。バリアンスには医療従事者の診療にかかわるバリアンス、患者行動によるバリアンス、家族の都合によるバリアンス、病院システムにかかわるバリアンス、地域連携でのバリアンス等があるので、それぞれの分類に応じた分析が可能です。

24-3 分布関数グラフを用いたクリティカルパスの医療安全関連バリアンス分析

　医療安全関係**バリアンスの分布関数グラフ分析手順**は次のようになります。

負のバリアンス分析の場合

手順1　横軸に入院日数（1日を原点）をとる

手順2　クリティカルパスの標準入院日数を横軸にとり、その点から横軸に垂直に縦線を入れる

手順3　縦線は0～100まで目盛りをとり、**図24-1**のA分布関数グラフを作成する

手順4　負のバリアンス日数を、1日超過件数、2日超過件数等で把握する、これらのデータは病院の規模にもよりますが、半年、1年間等の期間収集が望ましい

手順5　1日超過件数、1日超過件数＋2日超過件数、1日超過件数＋2日超過件数＋3日超過件数等で累積件数を求める

手順6　累積件数を全体件数で割り、それぞれの超過日数の累積割合を求める

手順7　累積割合をつないで**図24-1**のB分布関数グラフを作成する

手順8　クリティカルパスの負のバリアンスは、A分布関数グラフとB分布関数グラフの間の面積となる

手順9　**バリアンスの統計量**（四分位数等）を求める場合、例えば中央値を求める場合は、**図24-1**のように、縦軸50の点から横軸に平行線を引き、B分布関数グラフとの交点から縦軸に平行線を引き横軸との交点bが超過日数の中央値（第2四分位数）となる、第3四分位数を求める場合は、縦軸75から横軸に平行線を引き、グラフ

との交点から縦軸に平行線を引き横軸と交わった点が超過入院日数となる

手順10　**負のバリアンス**が大きい場合は、**バリアンス・マネジメント**を行うか、クリティカルパスの見直し検討が必要になる

正負のバリアンス分析の場合

手順1　横軸に入院日数（1日を原点）をとる

手順2　クリティカルパスの標準入院日数を横軸にとり、その点から横軸に垂直に縦線を入れる

手順3　縦線は0~100までとり、図24-1のA分布関数グラフを作成する

手順4　正のバリアンス日数で最も短い入院日数（最小入院日数）を把握する

手順5　最小入院日数件数、最小入院日数件数＋1日超過件数、最小入院日数件数＋1日超過件数＋2日超過件数、最小入院日数件数＋1日追加超過件数＋2日追加超過件数＋3日追加超過件数等で累積件数をもとめる、これらのデータは病院の規模にもよりますが、半年、1年間等の期間収集が望ましい

手順6　累積件数を全体件数で割り、それぞれの超過日数の累積割合を求める

手順7　累積割合をつないで図24-1のD分布関数グラフを作成する

手順8　クリティカルパスの正のバリアンスは、図24-1のA分布関数グラフとD分布関数グラフの間の面積S_1で示される

手順9　クリティカルパスの負のバリアンスは、図24-1のA分布関数グラフとD分布関数グラフの間の面積S_2で示される

手順10　バリアンスの統計量（四分位数等）を求める場合、例えば中央値を求める場合は、図24-1のように、縦軸50の点から横軸に平行線を引き、D分布関数グラフとの交点から縦軸に平行線を引き横軸との交点dが中央値（第2四分位数）となる、第3四分位数を求める場合は、縦軸75から横軸に平行線を引き、交点から縦軸に平行線を引き横軸と交わった点がバリアンスの入院日数となる

手順11　正のバリアンスの面積S_1が負のバリアンスの面積S_2を大きく上回る場合は、クリティカルパスの見直しを検討する必要がある

24-4　介入による医療安全関連クリティカルパス・バリアンスの改善効果の分布関数グラフ分析

　医療安全関連バリアンスを少なくする介入（**バリアンス・マネジメント**）を行った際の効果を分布関数グラフにより測定する方法について解説します。

　バリアンスを少なくする介入の効果を測定するために図24-1のグラフを再度用います。これから説明するC分布関数グラフ、B分布関数グラフはそれぞれ、介入前のグラフ、介入後の分布関数グラフを意味します。全体的な介入効果はC分布関数グラフとB分布関数グラフの間の面積で評価されます。

　効果の評価は横軸と縦軸からも可能です。横軸では前述の四分位数等を用いて効果の測定を行います。例えばバリアンスを中央値で把握したい場合は、図24-1の縦軸50から横軸

に平行線を引き、グラフとの交点から縦軸に平行線を引くと、横軸との交点が中央値になります。この横軸の交点の差 c − b が介入効果日数になります。他の四分位数を用いても同様な手順で介入効果が測定できます。

横軸からは、超過日数の割合が測定できるので、例えば5日超過の割合を知りたい場合は、横軸5日から縦軸に平行線を引き、グラフとの交点から横軸に平行線を引きます。縦軸との交点が超過累積割合になります。介入でC分布関数グラフの超過日数割合の変化を見れば、介入効果による割合変化を測定することができます。

24-5 DPC 経営分析の視点からのバリアンス分析

今までの議論はクリィティカルパスに関する入院日数のバリアンス分析でしたが、**DPC経営分析**の視点からも分析が可能です。例えば**DPC 疾患分類**で件数が多い疾患群を取り出し、それぞれの疾患群について横軸に入院日数を、縦軸に累積割合をとり分布関数グラフを作成します。さらに横軸に**入院期間Ⅰ**、**入院期間Ⅱ**、**入院期間Ⅲ**をとると、それぞれの入院期間の割合が分布関数グラフから把握できます。ここで入院期間Ⅰとは標準的な場合、疾患群の第一四分位数（入院期間の短い方から25％の入院期間）、入院期間Ⅱは平均在院日数、入院期間Ⅲは平均在院日数＋2×標準偏差日数、になっています。

疾患群分類診療報酬点数は、入院期間Ⅱを基準とし、入院期間Ⅰでは加算され、入院期間Ⅲでは減算となります。分布関数グラフを用いて各入院期間の入院日数割合を求めるには、横軸の入院期間Ⅰ、入院期間Ⅱ、入院期間Ⅲそれぞれの点から縦軸に平行線を引き、分布関数グラフとの交点を把握します。そこから横軸に平行線を引くと、縦軸との交点が入院期間の累積割合に対応します。入院期間Ⅰの割合は縦軸との交点、入院期間Ⅱに対応する割合は、入院期間Ⅱ対応割合−入院期間Ⅰ対応割合、入院期間Ⅲに対応する割合は、入院期間Ⅲ対応割合−入院期間Ⅱ対応割合、になります。これらの結果を用いると、疾患群分類診療報酬の点数は、入院期間Ⅰ、Ⅱ、Ⅲごとに、病院の疾患群患者数×入院期間各患者割合×入院日数×入院期間対応疾患群分類診療報酬点数、で求められ、それらの点数合計が疾患群の診療報酬点数になります。この場合の入院期間割合は0〜1です（入院期間Ⅰが50％の場合は0.5になります）。

医療安全上の問題で、入院期間が延長される場合には、各入院期間の割合が変わるので、それに対応して点数が決まります。この結果、医療安全上の問題でどの程度の疾患群分類診療報酬点数の減収が生じたかを把握することができます。実際の包括評価点数は、医療機関別係数が乗算となるので、さらに影響が大きくなります。

24-6 チャレンジ〜貴院のクリティカルパス・バリアンス分析

チャレンジ1：貴院の負のクリティカルパス・バリアンスを調べてみましょう。

チャレンジ2：負のクリティカルパス・バリアンスを分布関数グラフで分析してみましょう。

チャレンジ3：クリティカルパス・バリアンスで医療安全に関係するものを抽出して分布関数グラフで分析してみましょう。

【参考文献】
1) ロバート・J・ラットマン（監訳）武藤正樹.『初心者のためのクリティカルパス バリアンス・マネジメントガイド』. ビイング・ネット・プレス, 2003. 114.
2) 日本医療マネジメント学会編集.『クリティカルパス最近の進歩』, じほう, 2008. 308.
3) 立川幸治, 阿部俊子編集.『医療の標準化・質の向上』. 医学書院, 2005. 109.
4) 阿部俊子編集.『看護記録・クリニカルパス Q&A：看護記録を減らす！』, 照林社, 2005. 177.
5) 関田康慶, 濃沼信夫, 梅棹良正, 桜井裕, 安藤高夫, 大道学, 川北博文.「診療報酬改定率の測定方法と分布関数分析」. 病院管理. 31 (2), 1994, 19-29.

「医療安全ピラミッドモデル・理論研究プロジェクト」協力組織

(1) 研究プロジェクト関係グループ・組織

文部科学省科学研究費助成事業・基盤研究（B）「病院の医療安全管理手法の開発と安全管理支援情報システムの開発に関する研究」（研究代表者　関田康慶）の研究グループ及び東北大学・東北福祉大学の関田研究室関係者

(2) 研究プロジェクト特別支援組織

アウトカム・マネジメント研究所（株式会社アウトカム・マネジメント）、株式会社医療経営研究所、東北福祉大学感性福祉研究所、仙台赤十字病院、戸田中央総合病院

(3) 医療安全管理モニタリング情報システム開発支援

・NEC ソフトウェア東北株式会社（現・NEC ソリューションイノベータ株式会社東北支社）プロトタイプ医療安全管理モニタリング情報システム開発支援
・株式会社日立ソリューションズ東日本（プロジェクト前半：実用タイプ医療安全管理モニタリング情報システム開発、病院検証支援）
・キーウェアソリューションズ株式会社（プロジェクト後半～現在：実用タイプ医療安全管理モニタリング情報システム開発、病院検証支援）

(4) 医療安全ピラミッドモデル・理論及び医療安全管理モニタリング情報システム検証協力病院協会

・宮城県病院協会、東京都病院協会、静岡県病院協会、福岡県病院協会
・内容：医療安全ピラミッドモデル・理論に関する会員病院へのセミナー開催連絡支援、病院協会経由でブラインドされた検証協力病院データを関田研究室に転送し、分析結果を病院協会経由で検証協力病院に返送して新しい分析方法の評価や改善の意見を得る。

(5) 医療安全ピラミッドモデル・理論及び医療安全管理モニタリング情報システム検証協力病院（情報システムの検証、評価、ヒアリング協力）

仙台赤十字病院、戸田中央総合病院、赤石病院、坂総合病院、石巻赤十字病院、国立病院機構仙台医療センター、東北労災病院、武蔵野赤十字病院、北海道大学病院、静岡県立総合病院、静岡済生会総合病院、藤田保健衛生大学病院（現・藤田医科大学病院）、宏潤会大同病院、総合大雄会病院、生長会府中病院、八尾徳洲会総合病院、札幌北辰病院、東京蒲田病院、病院協会経由のブラインドでの協力病院

(6) 医療安全ピラミッドモデル・理論及び医療安全管理モニタリング情報システムに関するセミナー開催支援

アウトカム・マネジメント研究所（株式会社アウトカム・マネジメント）

(7) 書籍出版・活用協力

株式会社メディカ出版、株式会社バイタルネット、キーウェアソリューションズ株式会社

謝辞

　医療安全ピラミッドモデル・理論の研究・医療安全管理モニタリング情報システム開発、書籍出版については、多くの方々、組織のご支援をいただきました。ここに深甚なる感謝を申し上げます。執筆者の方々には多忙を極める中、新型コロナ禍の終息が見えない中でご対応いただきました。坂本すが氏、北野達也氏、柿沼倫弘氏、藤野利子氏、小佐野美智子氏、石丸新氏、佐藤美喜子氏、鈴木和春氏に厚く御礼申し上げます。

　文部科学省・科学研究費助成事業・基盤研究（B）「病院の医療安全管理手法の開発と安全管理支援情報システムの開発に関する研究」（研究代表者　関田康慶）の研究グループ、東北大学・東北福祉大学関田研究室関係者の皆様に感謝申し上げます。特に柿沼倫弘氏、佐藤美喜子氏には長期間のご協力をいただきました。アウトカム・マネジメント研究所／株式会社アウトカム・マネジメント（渡辺正見氏）、株式会社医療経営研究所（関田典義氏、武田作彦氏）、東北福祉大学感性福祉研究所、仙台赤十字病院（藤野利子氏）、戸田中央総合病院（石丸新氏）には、病院関連での長期間の検証研究のご支援をいただき、研究成果につながりました。

　医療安全管理モニタリング情報システム HoSLM（ホスルム）の開発では、キーウェアソリューションズ株式会社（鈴木和春氏）、アウトカム・マネジメント研究所（佐藤美喜子氏）の全面的なご協力をいただき、実用性のある情報システムが開発できました。

　宮城県病院協会、東京都病院協会、静岡県病院協会、福岡県病院協会には、医療安全ピラミッドモデル・理論及び医療安全管理モニタリング情報システム検証企画でご支援いただきました。また多くの病院から数ヶ月〜数年のご協力・ご支援を得て、医療安全ピラミッドモデル・理論や HoSLM の検証ができました。厚く御礼申し上げます。

　書籍出版にあたり、株式会社メディカ出版のご協力を得ることができました。出版が計画より遅れましたが、栗本安津子氏、猪俣久人氏のご理解を得て何とか出版にこぎつけることができました。また医療安全プロジェクトでは長期間にわたり、株式会社バイタルネット社長室部長（佐藤修氏）、キーウェアソリューションズ株式会社東北支店、支店長・システムエンジニア（鈴木和春氏）のご支援をいただきました。書籍活用支援も含め厚く御礼申し上げます。

令和 3 年 6 月

研究プロジェクト代表者　編著者　東北大学名誉教授
前東北福祉大学健康科学部教授・特任教授
関田康慶

索 引

ま

や

ら

······················· MEMO ·······················

.... MEMO ....

問い合わせ先

●**書籍内容について**
株式会社医療経営研究所
武田作彦（takeda@iryoken.co.jp）
関田康慶（yasuyoshi.sekita.d2@tohoku.ac.jp）

●**医療安全管理モニタリング情報システム HoSLM（ホスルム）について**
キーウェアソリューションズ株式会社　東北支店
tohoku-info@keyware.co.jp

●**書籍の購入について**
ご注文は、書店または小社ホームページでお買い求めください。
https://www.medica.co.jp/

医療安全モニタリングの新しい視覚化アプローチ
－医療安全ピラミッドモデル・理論によるグラフ分析

2021年7月20日発行　第1版第1刷

編著者	関田 康慶
発行者	長谷川 翔
発行所	株式会社メディカ出版
	〒532-8588
	大阪市淀川区宮原3－4－30
	ニッセイ新大阪ビル16F
	https://www.medica.co.jp/
編集担当	猪俣久人／佐藤いくよ／粟本安津子
装　幀	株式会社イオック
組　版	株式会社明昌堂
印刷・製本	株式会社ウイル・コーポレーション

ISBN978-4-8404-7267-8　　　　　　　　　　　　　　　　Printed and bound in Japan

当社出版物に関する各種お問い合わせ先（受付時間：平日9：00～17：00）
●編集内容については、編集局 06-6398-5048
●ご注文・不良品（乱丁・落丁）については、お客様センター 0120-276-591